発達障害の子の脳を育てる

忍者遊び

柳沢運動プログラム
を活用して

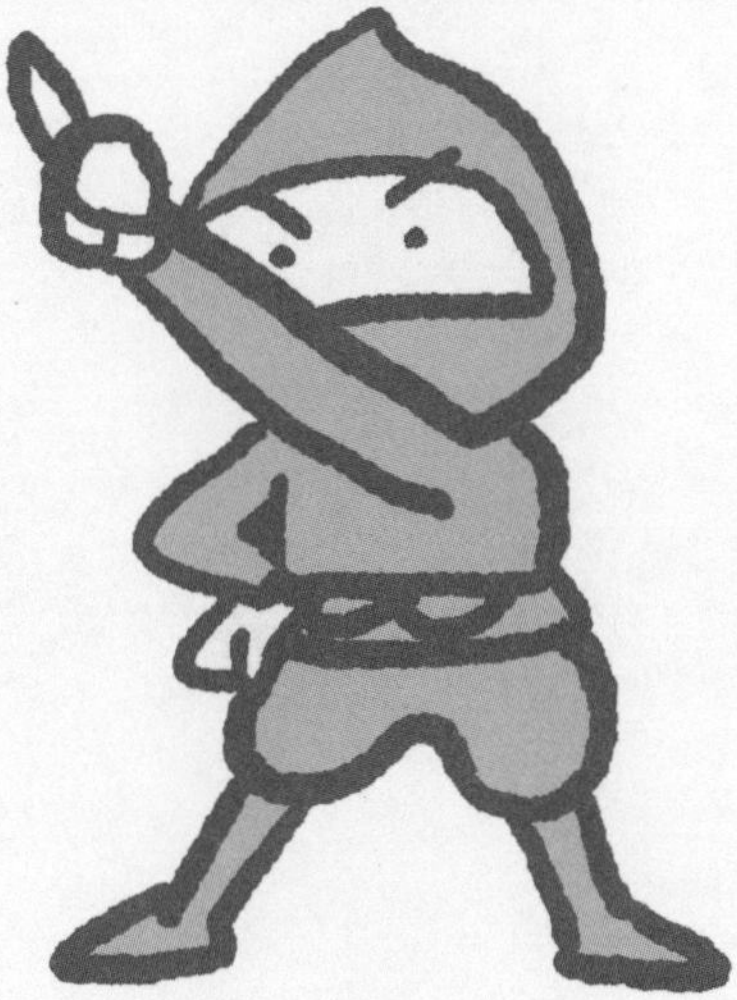

監修
柳澤弘樹
発達障害児支援室こどもプラス代表

健康ライブラリー
スペシャル

講談社

まえがき

前著『発達障害の子の脳を育てる運動遊び——柳沢運動プログラムを活用して——』（講談社）を発刊した際には、ありがたいことに大きな反響をいただきました。決められたページ数で紹介できる運動遊びは、どうしても限られますが、子どもたちが喜んでおこなう運動遊びは、まだまだたくさんあります。そこで今回は「忍者」の運動遊びを選びました。

忍者は子どもたちにとって、あこがれのヒーローです。「僕もあんなふうになりたい」「私もやってみたい」という気持ちは、子どもたちの「やる気」のパワーを高めます。

私がいつもお伝えしているのは、子どもの脳を育てるには「楽しさ」が欠かせないということです。子どもがやる気をもって取り組まないと、脳によい効果がもたらされないからです。例えば、強制的にマラソンをさせられるだけでは、楽しくありません。でも、しっぽをつけて地面につかないように走るとなれば、一生懸命走るでしょう。同じ「走る」という行為でも、「楽しさ」が加わることによって、子どものやる気は大きく変わるのです。忍者の運動遊びなら、子どもたちにより興味をもって、楽しみながら取り組んでもらえるはずです。

しかも、うまくできなかったとしても「修行は失敗をくり返して上達する」と大人が伝えていくことで、子どもは失敗を肯定的に受け入れやすく、発達障害の療育にうってつけです。忍者の仲間意識も取り入れ、人とかかわるうえで欠かせない「社会性」を友だちと遊びながら身につけることもできます。

前著では「ジャンプ力」「支える力」「ぶら下がる力」が身につく運動遊びを紹介しました。本書では、この三つの力に加え、発達障害のある子が身につけにくい、固有感覚・平衡感覚・触覚を鍛えるものを重点的に選びました。

また、集団でできる運動遊びから、家庭で取り組みやすいものまで、さまざまな運動遊びを紹介しています。ぜひ忍者になりきって、忍法や修行をおこなってみてください。そして、できれば前著も合わせてお読みください。運動遊びを、保護者の方々や先生方、子どもたち、みんなに楽しんでもらえるよう願っています。

発達障害児支援室こどもプラス代表
柳澤弘樹

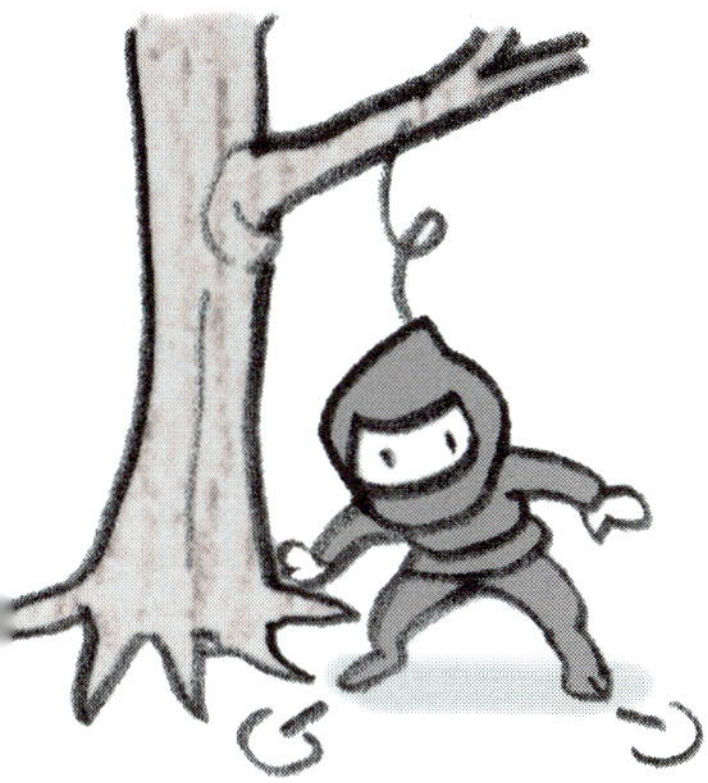

2 仲間と挑戦！スーパー忍者をめざせ …… 21

3 修行にはげみ、弱点をなくそう

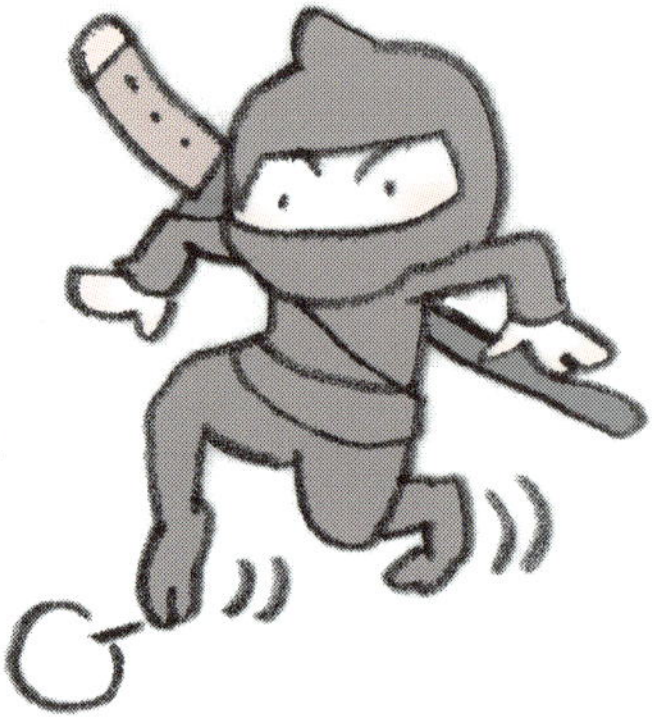

4 心と体をコントロールできる子に

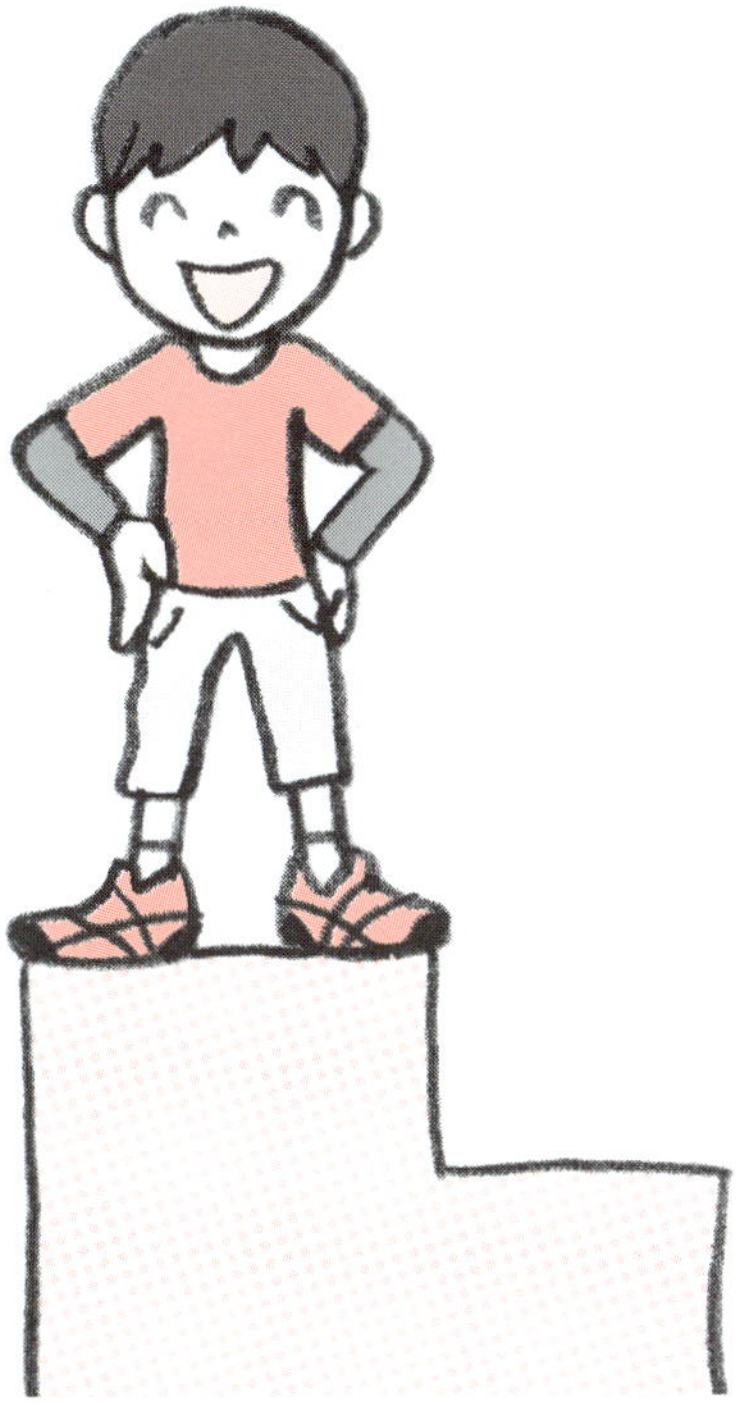

チェック

子どもに合った誘い方をして「できない」を「できる」にする

子どもの「できない」や「やりたくない」には必ず理由があります。「なぜ、やらないの」と問い詰めるのは逆効果。その子に合った誘い方を考えてみましょう。

声かけに応えない子も

「体を動かして遊ぼう」と誘ったとき、すぐに応える子どもがいる一方、やる気にならない子どももいます。無理にやらせようとしないで、なぜ応えないのかを考えてみましょう。

まず、どうすればいい？

子どもなりの理由があるはずです。見極めるためには、まず子どもをよく観察してください。どんな気持ちなのか、体調はどうか、子どもの状況がわかってきます。

子どもの状況を４分類

活動のスキルと参加（意欲）から、その子の状況は４つに分けられます。左ページのチェック表を使って、どこに属すのかをみます。

子どもの状況に合った誘い方を

①〜④それぞれに合った声のかけ方や誘い方があります。その方法は、８〜９ページをごらんください。

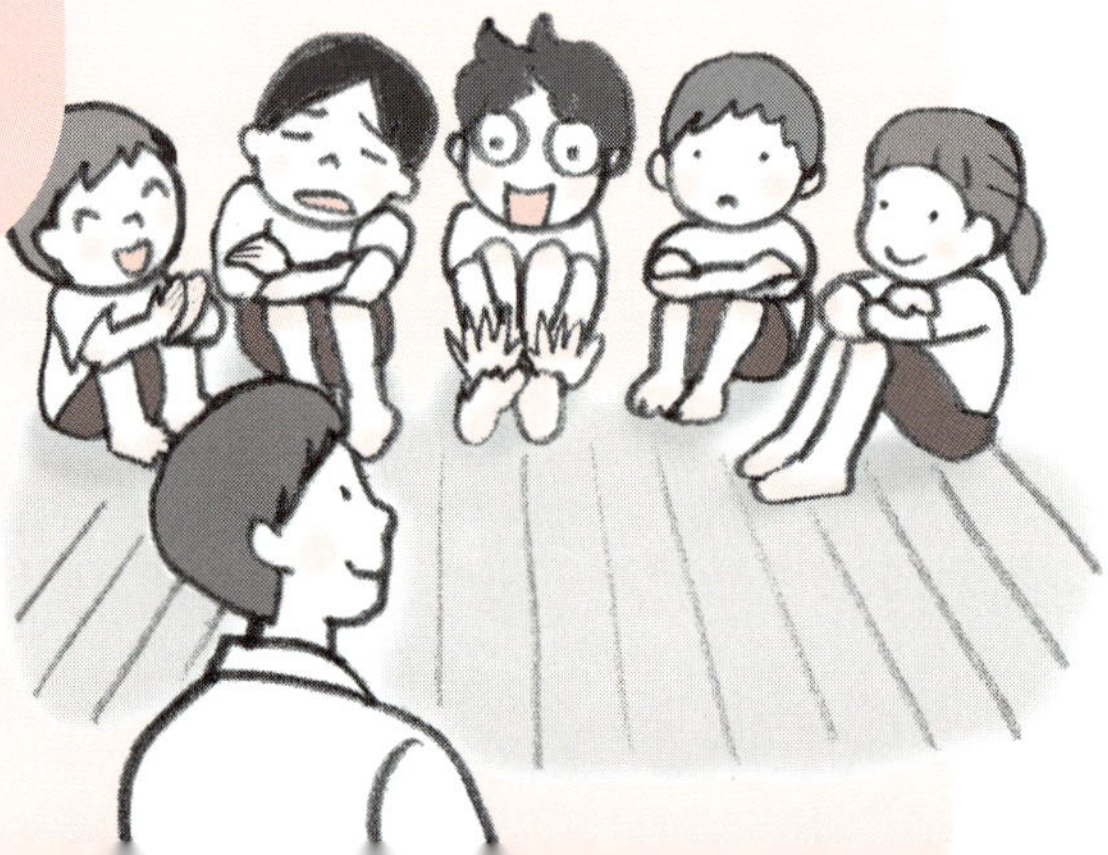

子どもたち一人ひとりをよくみよう

最初に、子どもには体を動かして活動するスキル（技能）が身についているかどうかをみます。下の表では「活動」の欄です。

次に、運動や遊びなどの活動に「参加」しているかどうかをみます。親子など家庭では、「意欲」があるかどうかをみます。

以上から、その子どもの状況が①～④のどこに属するかがわかります。

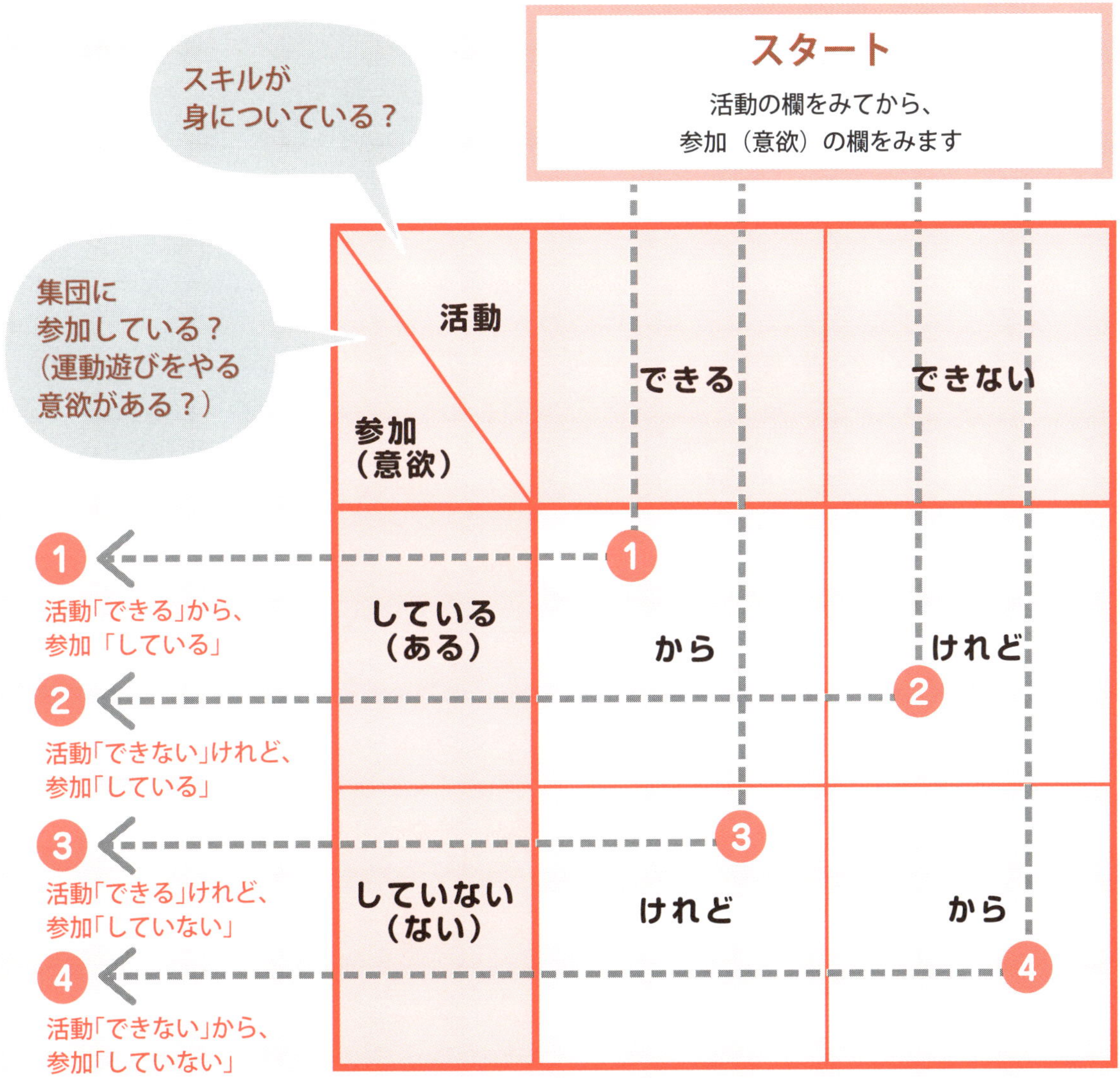

子どもに合った誘い方

子どもの状況に合わせた誘い方をしましょう。

1

活動ができるから参加している子どもへは

この調子で続けるように励ます

大人がじょうずに働きかけることで、脳も体も発達していきます。体をいっぱい動かして、たくさんの動きを習得しましょう。本書で紹介する忍者の「運動遊び」なら、よりいっそうやる気がでるはずです。また、子どもの特性に合った運動遊びで、弱点をカバーしていきましょう。

注意すること

モチベーションが低下しないようにします。やる気を保てるように、具体的にほめながらおこないましょう。みんなの前で発表するのもいいでしょう。

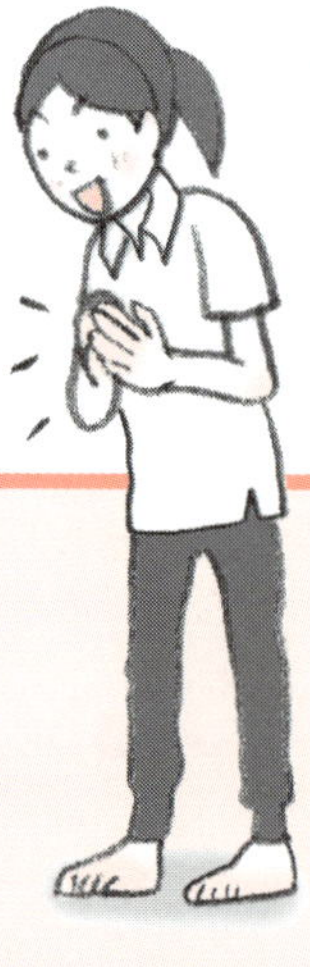

たとえ失敗しても、「すごいね、がんばったね」と、結果ではなく取り組んだ姿勢をほめよう

2

活動はできないけれど参加している子どもへは

スモールステップを刻んで自信をつけさせる

すごくがんばっていることを認めてあげます。できている部分を具体的に評価してあげましょう。そこを糧《かて》にして、次のステップを用意します。あまり高い目標にしないで、たぶん少しがんばればできるだろうという目標にします。これがスモールステップです。スモールステップを刻んで自信をつけさせましょう。

注意すること

- うまくできなくてもいいのです。がんばっていることをほめましょう。
- 大人が期待しすぎて、無理に難しいことをやらせないでください。
- その子のペース、その子の目標を設定することが大切。ほかの子と同じにすることが重要ではありません。

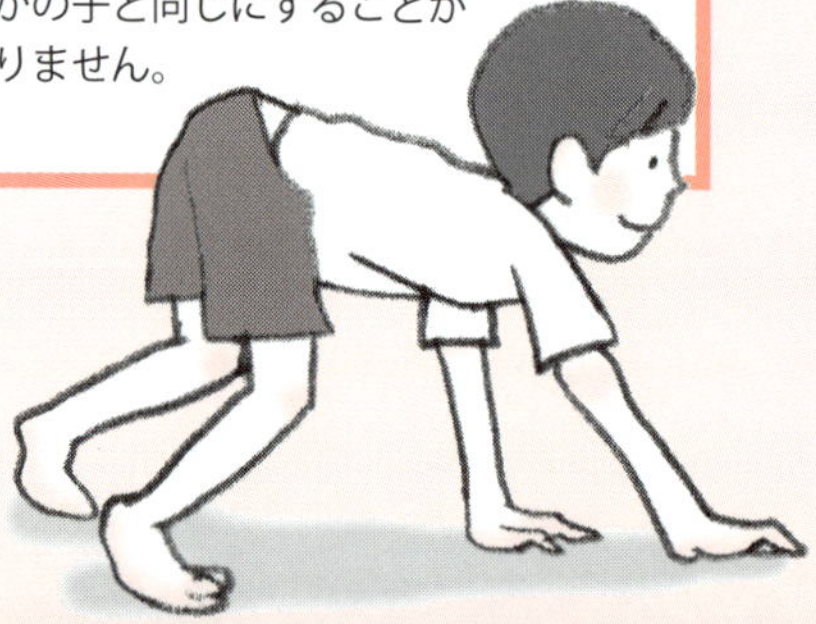

3 活動はできるけれど参加していない子どもへは

自尊心を認め少しずつ参加するよう導く

「つまらない」「こんなことやってられるか」「オレできるし」などと思っていることが多いようです。本人のプライドを認め、少し気分を「のせる」といいでしょう。

忍者でいえば一番弟子として扱い、みんなの前で、師匠（先生）の代わりにお手本をみせてもらいます。身体的な発達には支障がない子どももいますから、参加しない理由を考えましょう。

注意すること

- 無理やりやらせて「やればできるじゃない」と責めるようなニュアンスで言わないで。
- 「なんでやらないの」と聞いても本人には答えられず、怒られていると受け取られることもあります。

4 活動ができないから参加していない子どもへは

その場でほかの子の取り組みを見ようと誘う

できないからしないのは当然です。恥ずかしくて悔しい気持ちを理解してあげて。

片付けや先生のお手伝いなど、何かできることをやってもらいます。その何かからつなげていって、できなくても参加するようになれば、大きな進歩です。興味をもてれば、その場にいるだけで楽しくなります。その点、忍者の運動遊びは最適です。興味をもった運動遊びに誘い、体を動かすための基礎的な力をつけていきましょう。

注意すること

「このくらいならできるでしょう」は禁句。「このくらい」のことさえできないとなると、いっそう自信をなくしてしまいます。

できない理由を明確にすることが大切

なぜできないのか、本人に聞いても言えません。保護者や先生などが「何か原因は思い当たりませんか」と家庭、学校などでの様子を話し合うとわかることがあります。例えば……。

- 学校で疲れた
- 恥ずかしい
- できないと悔しい
- 体調が悪い
- 音がうるさい（過敏なので）

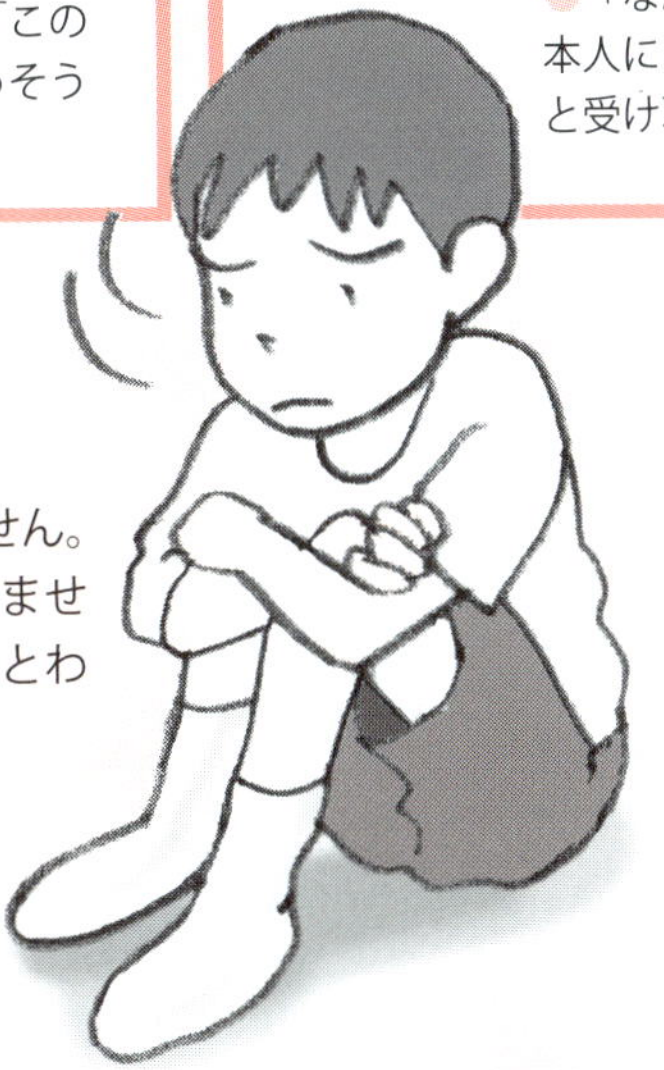

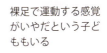

裸足で運動する感覚がいやだという子どももいる

師匠から授ける巻物

忍者の心得五カ条

一 修行は戦うためではなく、守るためのもの

一 生活のすべてを修行として日々励むこと

一 仲間を大事にする、仲間と助け合うこと

一 正しい心をもち、ルールを守ること

一 お師匠さまの指示をよく聞くこと

五カ条を守り、強くてかっこいい忍者をめざそう

忍者になっておこなう運動遊びは、戦うためのものではないことを、子どもたちに説明しておきましょう。戦いになるとけんかのようになったり、お互いに傷つけ合ったりする危険性もあるからです。むしろ、お殿様を守り、城を守るのが忍者の務めです。

次の、生活のすべてとは、食事、睡眠、勉強など、日々やるべきことをきちんとしましょうということです。

じつは忍者としてもっとも大切なのは、技でも力でもありません。仲間と助け合うことです。忍者の結束は固く、協力して任務を果たすものです。

危険な事態に陥らないように、運動遊びのルールを守ることと、先生や保護者を師匠として、師匠の指示をよく聞くことを、約束しておきましょう。

1 忍者になって身につく三つの感覚

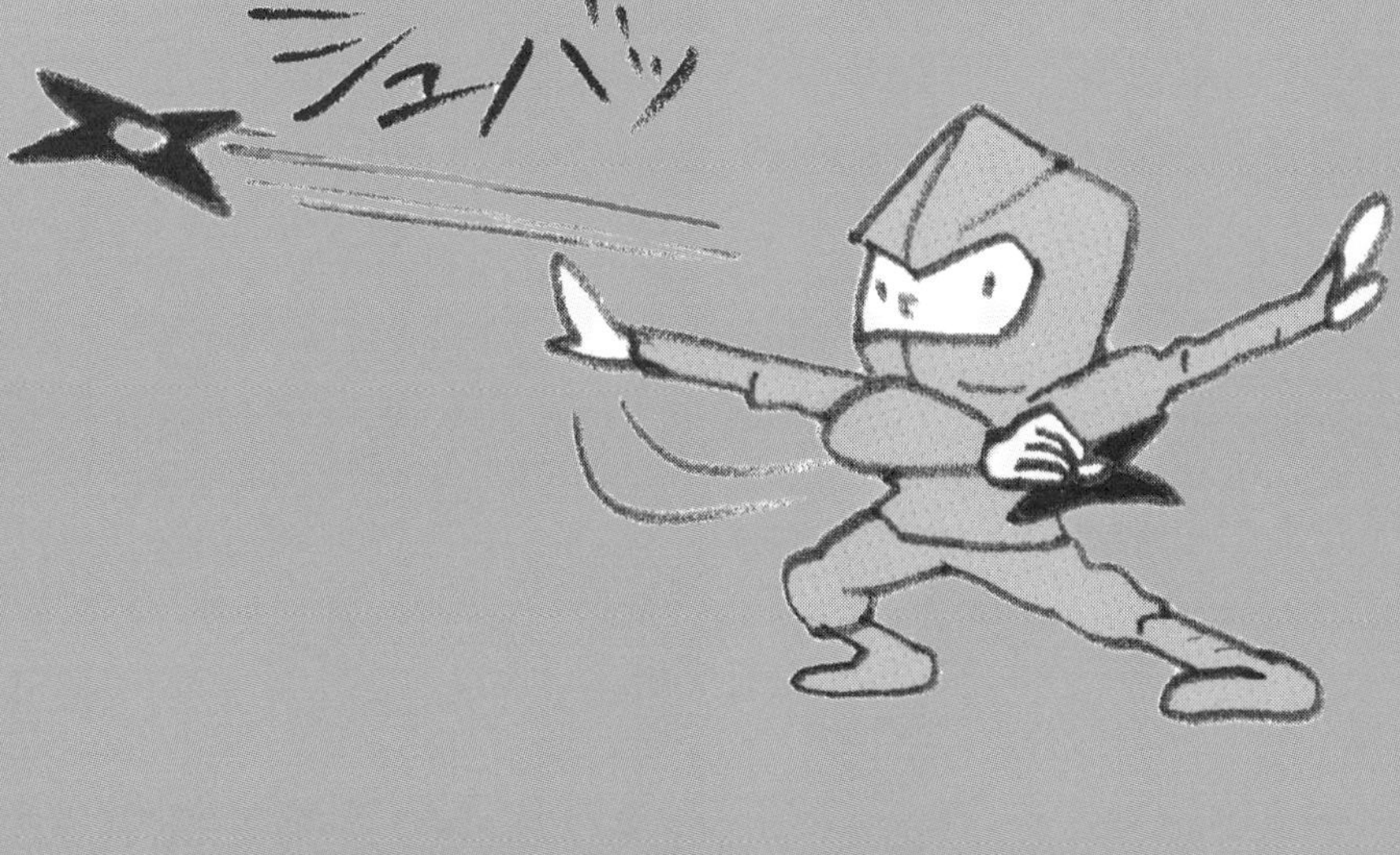

発達が気になる子は、自分の体の感じ方や使い方にとまどっています。

忍者の運動遊びを通じて、特に身につきにくい三つの感覚をつかめば、

じょうずに体を動かせるようになります。

脳科学をもとにした心と体の発達を促す運動遊び

忍者の運動遊びは、もともと発達障害のある子どもの療育用として開発された「柳沢運動遊び・療育プログラム」のアレンジ版です。

柳沢運動遊び・療育プログラムの特徴

ほかではみられない大きな特徴があります。心身ともに使うことで、身体的な力だけでなく、やる気や想像力、自己コントロール力や集中力がつくことが期待できます。

ストーリーやイメージとセットになっている

本書では忍者をイメージしていますが、柳沢運動遊び・療育プログラムでも、動物に変身して場面や状況などをイメージしながら運動します。

基礎的な身体能力

発達障害のある子どものなかには、身体的な力が弱い子どもがいます。運動遊びで体の基礎的な力がついてきます。体の動きがスムーズになれば、脳の発達にもよい影響を及ぼすでしょう。

発達のかたよりが劇的に改善

「動」と「静」の動きがセットになっている

体を活発に動かし、全身を大きく使う「動」の動きと、慎重に集中しておこなう「静」の動きを組み合わせたプログラムです。

運動遊びで身につく基礎的な身体能力

●ジャンプ力

脚力と瞬発力がつきます。跳び、着地することで、上半身と下半身を連動させて姿勢を保つことができるようになります。

●支える力

体をふんばって支えるための腕の力、腹筋、背筋、体幹の力がつきます。転んだときに手がつけるようになるので、ケガが減るでしょう。

●ぶら下がる力

ものの形や位置をとらえる空間認知力がつきます。鉄棒にぶら下がり、逆さの感覚を体験することで、ふだんと違う視点をもつことができます。体の周辺を広く認知して動けるようになってきます。

やる気や想像力

ストーリーやイメージがあれば気持ちが入りやすくなり、やる気につながります。また、人の気持ちを想像できる子になることも期待できます。

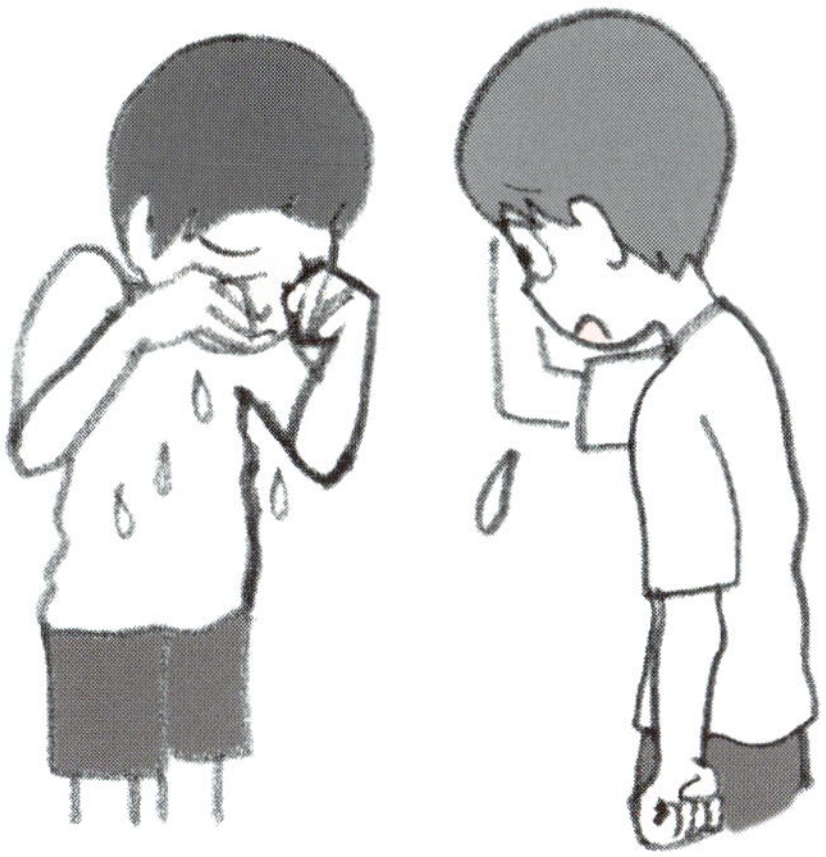

友だちを泣かせてしまったとき、あやまることができる

自己コントロール力、集中力がつく

動と静の切り替えとは、興奮と抑制とを切り替えることです。気持ちをコントロールする力が必要ですし、そのつど集中することになります。

がまんする力（抑制力）と集中力は勉強をするのに必要な力でもある

現場の声から生まれた療育用の運動プログラム

柳沢運動プログラムは、四〇年ほど前に柳澤秋孝氏（松本短期大学名誉教授）が考案した、幼児向けの運動です。発達障害の療育用プログラムではなかったのですが、幼稚園・保育園や小学校で発達障害のある子をうけもつ先生方から、効果があるという声が多く寄せられるようになりました。

そこで療育用として見直され、新たに「柳沢運動遊び・療育プログラム」が生まれました。

ほかの運動にはない特徴をもっている

子どもたちに向けて、さまざまな運動が提案されていますが、柳沢運動遊び・療育プログラムには、ほかの運動にはみられない大きな特徴があります。

なにより、脳科学をもとに考案されたことです。このプログラムをおこなうと、脳が活性化するという研究があります。トレーニングではない、さまざまな動きをおこなうことで、バランスのよい脳と体の発達が期待できるのです。

忍者修行でやる気がぐんぐん伸びる

「柳沢運動遊び・療育プログラム」の中から忍者になれる運動遊びを選んだのは、なにより楽しいから。忍者はヒーローなのです。

忍者になることのメリット

運動遊びに忍者のイメージをとりいれることには、多くのメリットがあります。

大人も子どもも「その気」になれる

大人も本気になって楽しむことが、子どもの「やる気」につながる。その点、忍者なら大人も楽しく運動遊びができる。

ストーリーが組み立てやすい

お殿様を守る、敵の城に潜入するなど、運動遊びに意味づけしやすい。複数の運動遊びを続けておこなうときにも、敵にみつかったから急いで逃げるなど、ストーリーをつくりやすい。

意識しづらい三つの感覚を鍛えられる

発達障害があると三つの感覚（→P 16）が弱点になりやすい。ふだんは意識しづらい感覚だが、運動遊びで鍛えられる。

集団における社会性が身につく

仲間と助け合って任務をこなす、ルールを守らないと仲間を危険にさらすなど、常に集団を意識する運動遊び。集団の中で自分のやること、やってはいけないことが自然に身につく。

静かに、慎重に、を指導しやすい

忍者は忍びの者。集中して静かにおこなう動きや、慎重さが求められる動きがある。これは、ほかの運動には少ない要素。

いちばんのメリットは楽しくできること

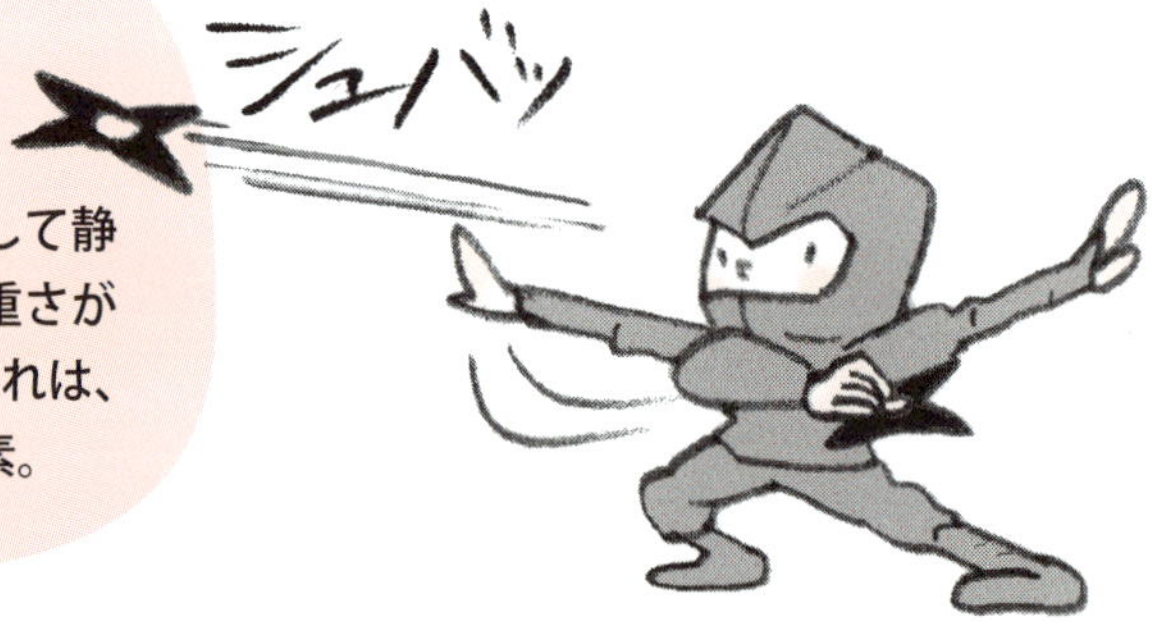

投げる運動も、手裏剣にみたてれば楽しくできる。手裏剣などの道具づくりも遊びの一環に

「失敗」ではなく「修行」になる

運動がうまくできず失敗すると、やる気を失ってしまいます。大人は「失敗したっていいんだよ」と、失敗を肯定的に受け取らせたいものです。その点、忍者の修行なら、失敗はあって当然。それが修行なのですから。「師匠もたくさん失敗してきたからね」と、失敗が悪いことではないことを伝えましょう。

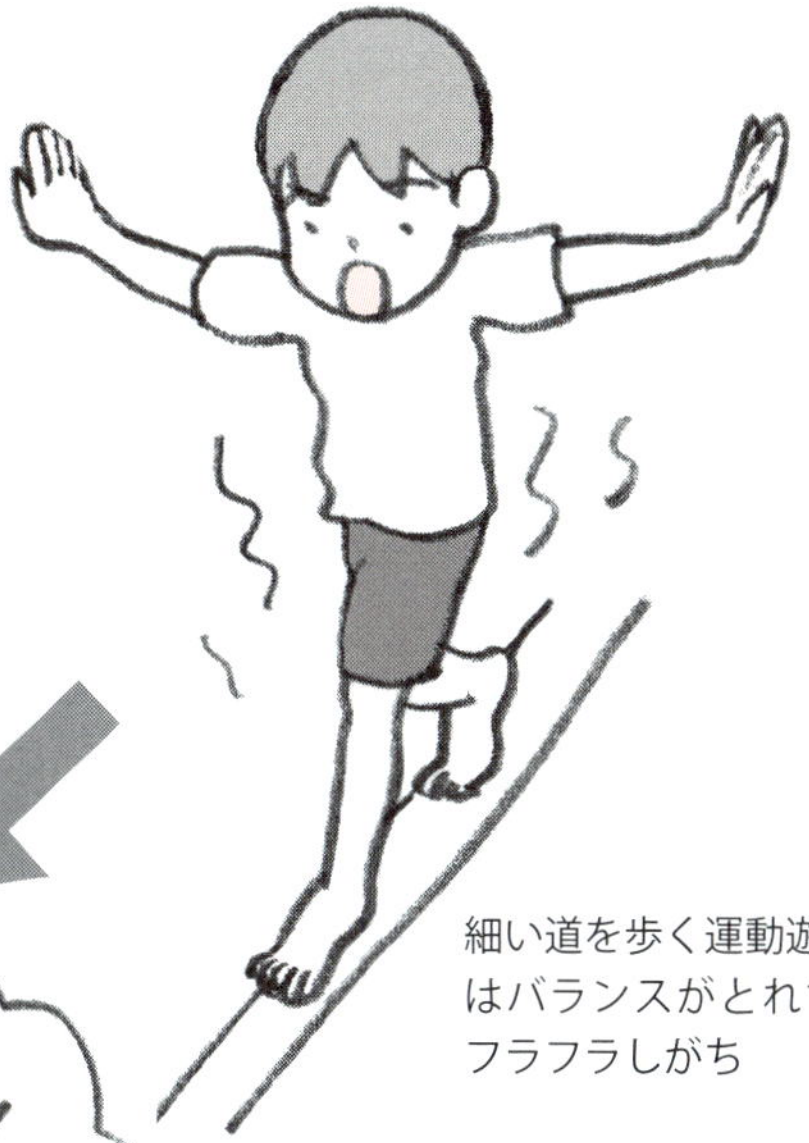

細い道を歩く運動遊びはバランスがとれず、フラフラしがち

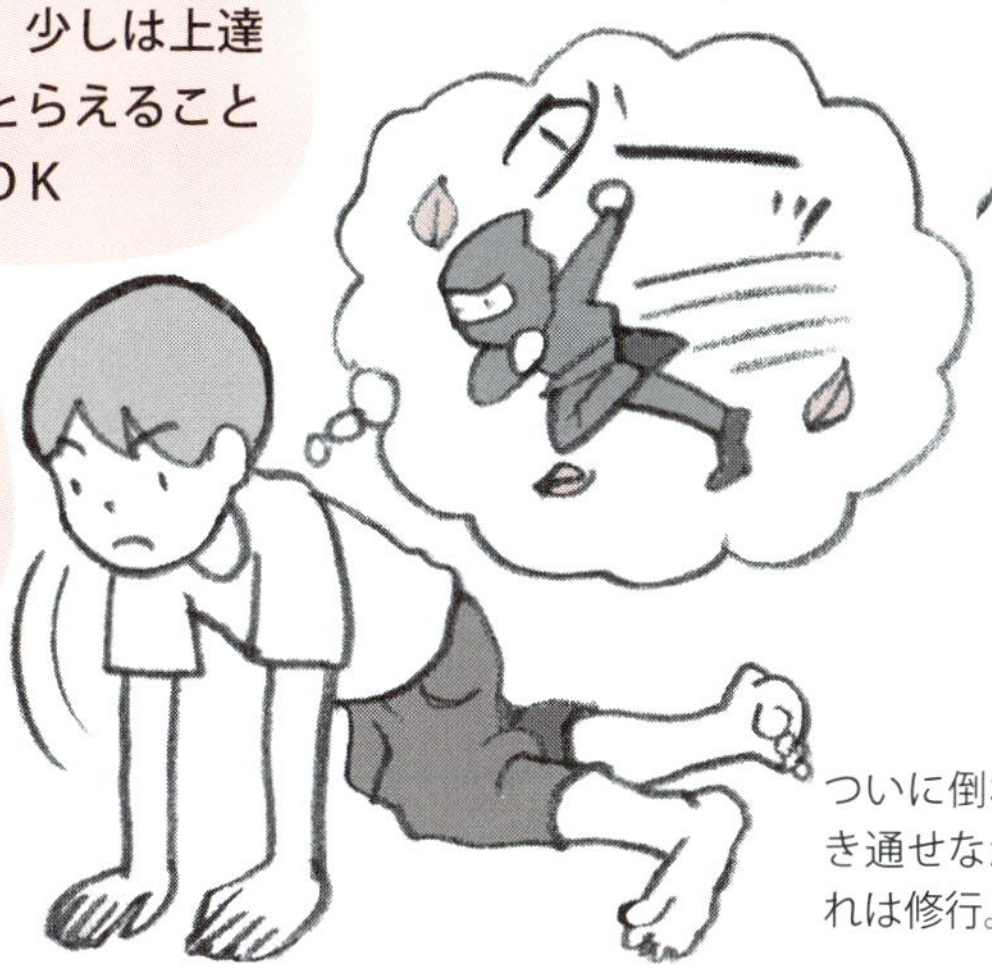

師匠に教えを乞うている子ども忍者なら、うまくいかなくてもしかたがない。くり返し練習すればできるようになる。それが修行なのだから

ついに倒れてしまい、歩き通せなかった。でもこれは修行。失敗ではない

この前より歩ける距離が長くなった、少しは上達しているととらえることができればＯＫ

成功を手に入れるには、失敗を体験することが必要

失敗を肯定的にとらえることができる

子どもは忍者が大好き。あこがれがやる気を刺激

子どもたちにとって忍者は日本のヒーローです。これまで運動遊びに参加しなかった子どもでも、忍者なら興味をもてるはずです。

体を動かすときには忍法や修行のイメージで。「忍者は仲間を大切にする」と聞けば、友だちと一緒に運動遊びをする意味がわかります。忍者の使命はお殿様を守ること。子どもたちにとっては、先生や母親、父親がお殿様にあたります。状況に合わせてアレンジしながら、楽しく運動しましょう。

体の感覚がつかめれば体の使い方がわかる

発達障害のある子どもは、自分の体をとらえる感覚に弱点があります。また、バランスをとったり、他人から触れられたりするのが苦手です。

感じ方や体の動かし方がうまくいかない

学校の授業でも、姿勢を保持しながら先生の言うことを聞き、黒板を見ながらノートを書くなど、さまざまな感覚を複合的に使っています。しかし、発達障害があると、こうした一連の作業がうまくできません。

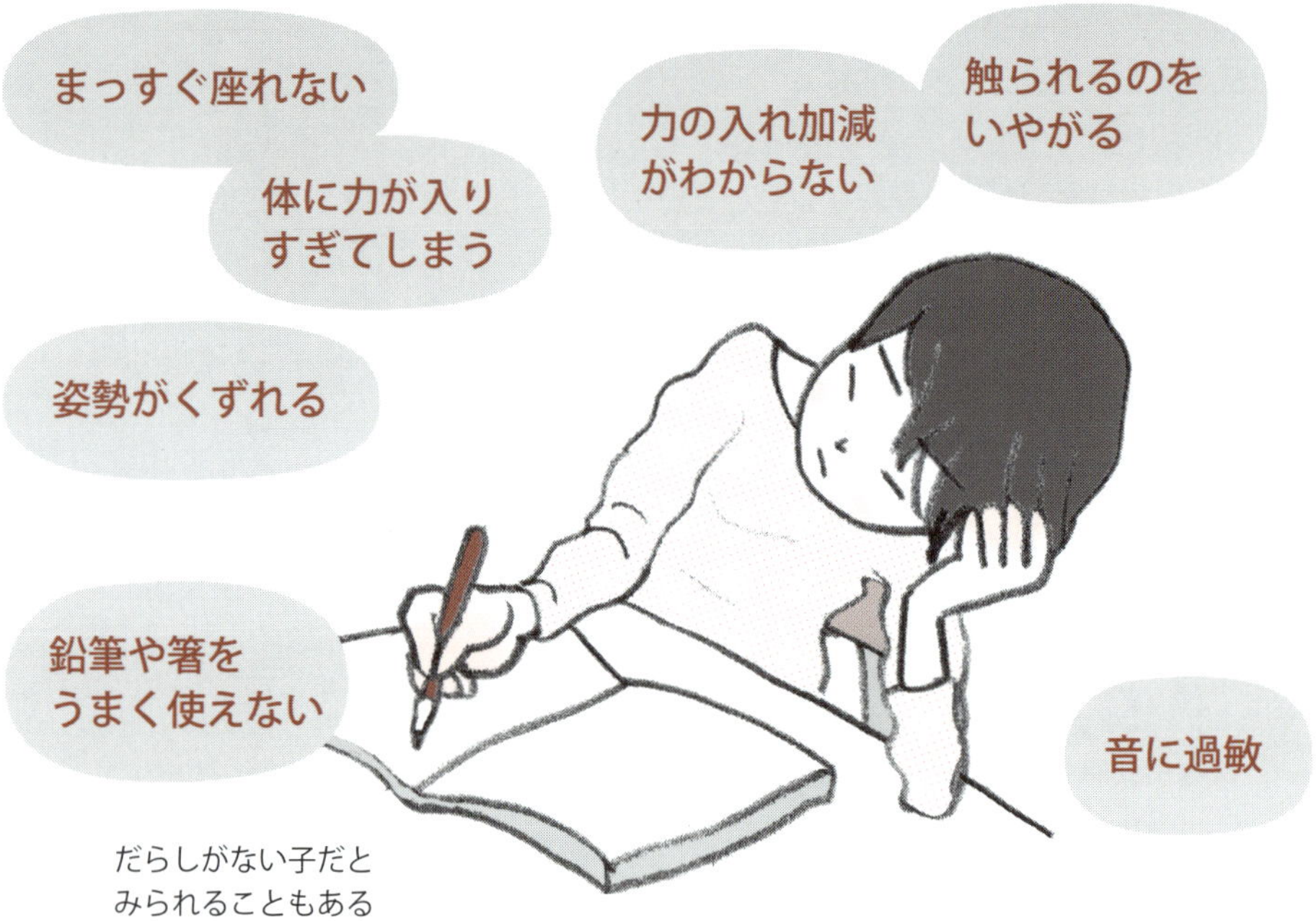
まっすぐ座れない
体に力が入りすぎてしまう
姿勢がくずれる
鉛筆や箸をうまく使えない
力の入れ加減がわからない
触られるのをいやがる
音に過敏

だらしがない子だとみられることもある

いくつかの感覚の発達が遅れている

子どもたちは、成長の段階でいろいろな感覚を身につけていきます。しっかり立つ、まっすぐ歩く、ものを持つ。さらに、見る、聞く、触れるなど、感覚を統合させ、応用して使えるようになります。

しかし、発達障害があると、いくつかの感覚がうまく育っていません。そのため、日常生活にさまざまな支障を来します。

固有感覚、平衡感覚、触覚は、発達障害があると弱点になりやすい感覚です。私たちは自然に身についている感覚なので意識しづらいのですが、発達障害の療育ではこの三つの感覚に大人が積極的に働きかける必要があります。

身につけたい三つの感覚

忍者になる運動遊びでは、発達障害のある子どもたちの弱点となりやすい三つの感覚を鍛えることができます。

① 固有感覚

自分の体や、体の周囲の空間をとらえる感覚。ボディイメージ、身体の周辺感覚ともいう。固有感覚が弱いと、危険なものが近づいても避けられず、ケガをしやすい。

＋

力の入れ加減がわからないのも固有感覚が弱いため。座っているときに力を入れすぎて疲れる、友だちにタッチするつもりが突きとばすなど。

② 平衡感覚

体のバランスをとる感覚。平衡感覚が弱いと転びやすく、体が安定しない。安定を身につけるには不安定な感覚を体験することが必要。

＋

姿勢を保てないのは、平衡感覚が弱いことも関係している。体に均等に力を入れて保っていられないため。

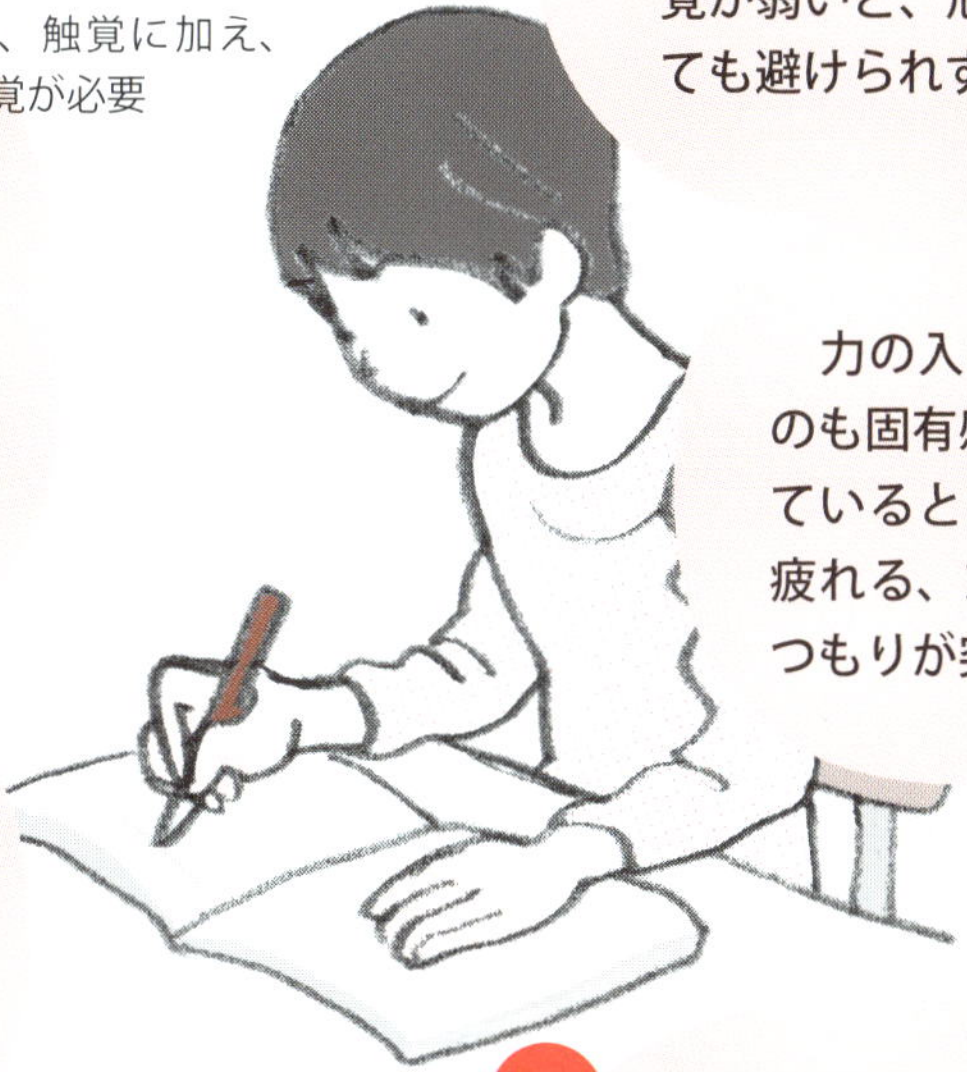

授業中にしっかりノートをとるには、固有感覚、平衡感覚、触覚に加え、聴覚、視覚が必要

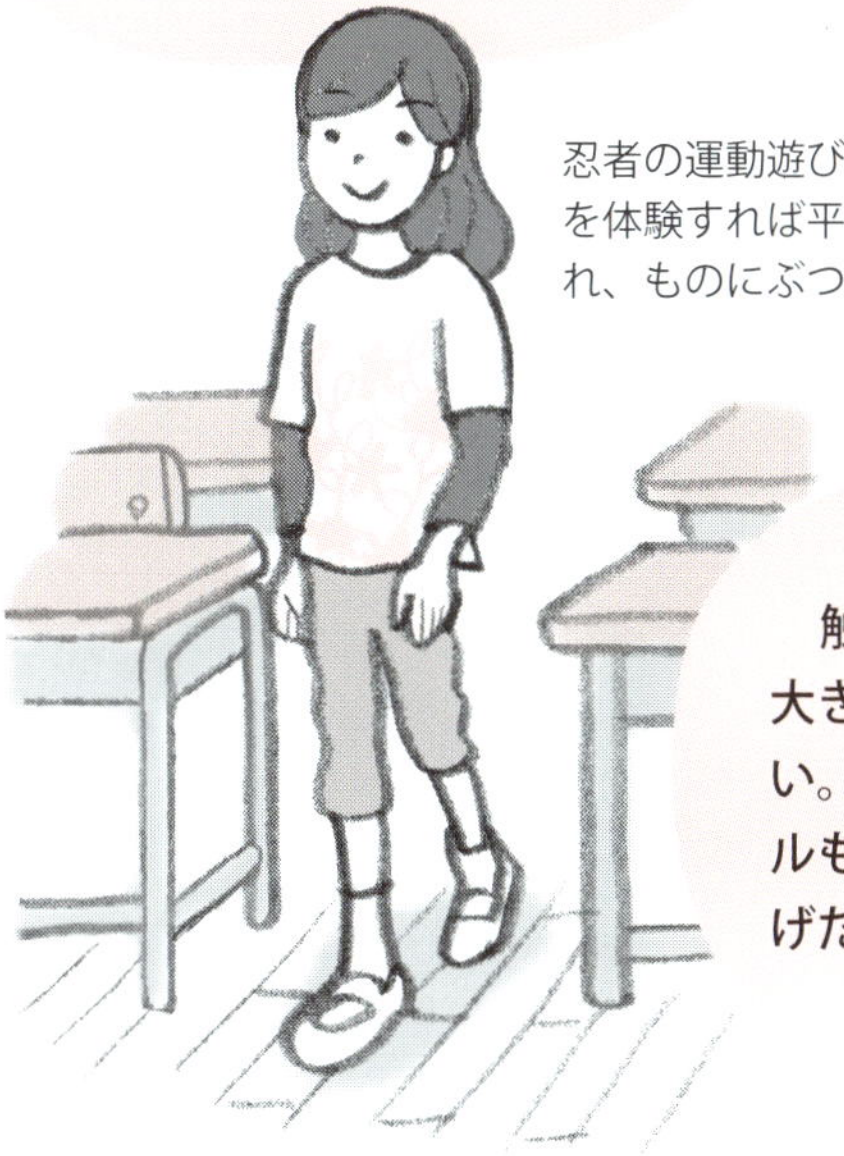

忍者の運動遊びで不安定な感覚を体験すれば平衡感覚が鍛えられ、ものにぶつからなくなる

③ 触覚

五感のひとつ。硬さ、温度、舌触りなどの触れる感じが弱い。人から触れられることが苦手。壁に頭を打ちつけるような自傷行為は、触覚が弱いことも関係する。

＋

触覚が弱いと、力の加減、大きさや重さの調節ができない。例えば、バスケットボールもピンポン玉も同じ力で投げたりする。

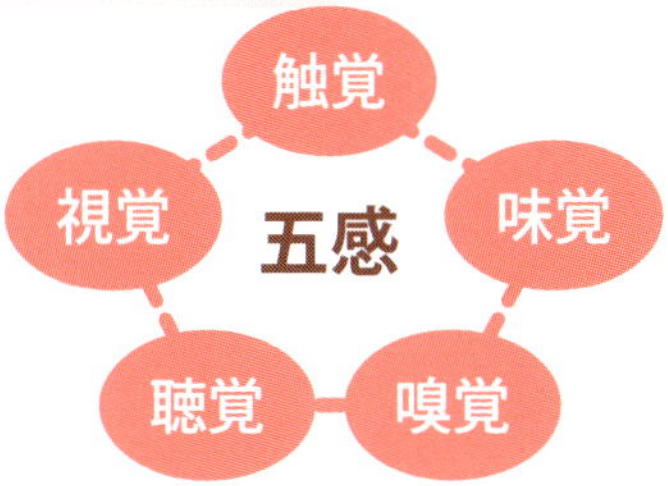

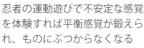

好き好き回路をつくる取り組み方のポイント

「やれ」と言われていやいややっても、身につかないし頭に入りません。体と脳が拒絶しているからです。「好き好き回路」をつくりましょう。

本人が自発的にやる

好き好き回路は子どもが自発的にやらないと始まりません。大人が本気になること、子どものがんばりをほめることで、好き好き回路が回転します。

Point

大人が本気で楽しむ

大人が楽しんでいることでないと子どもは興味をもてない

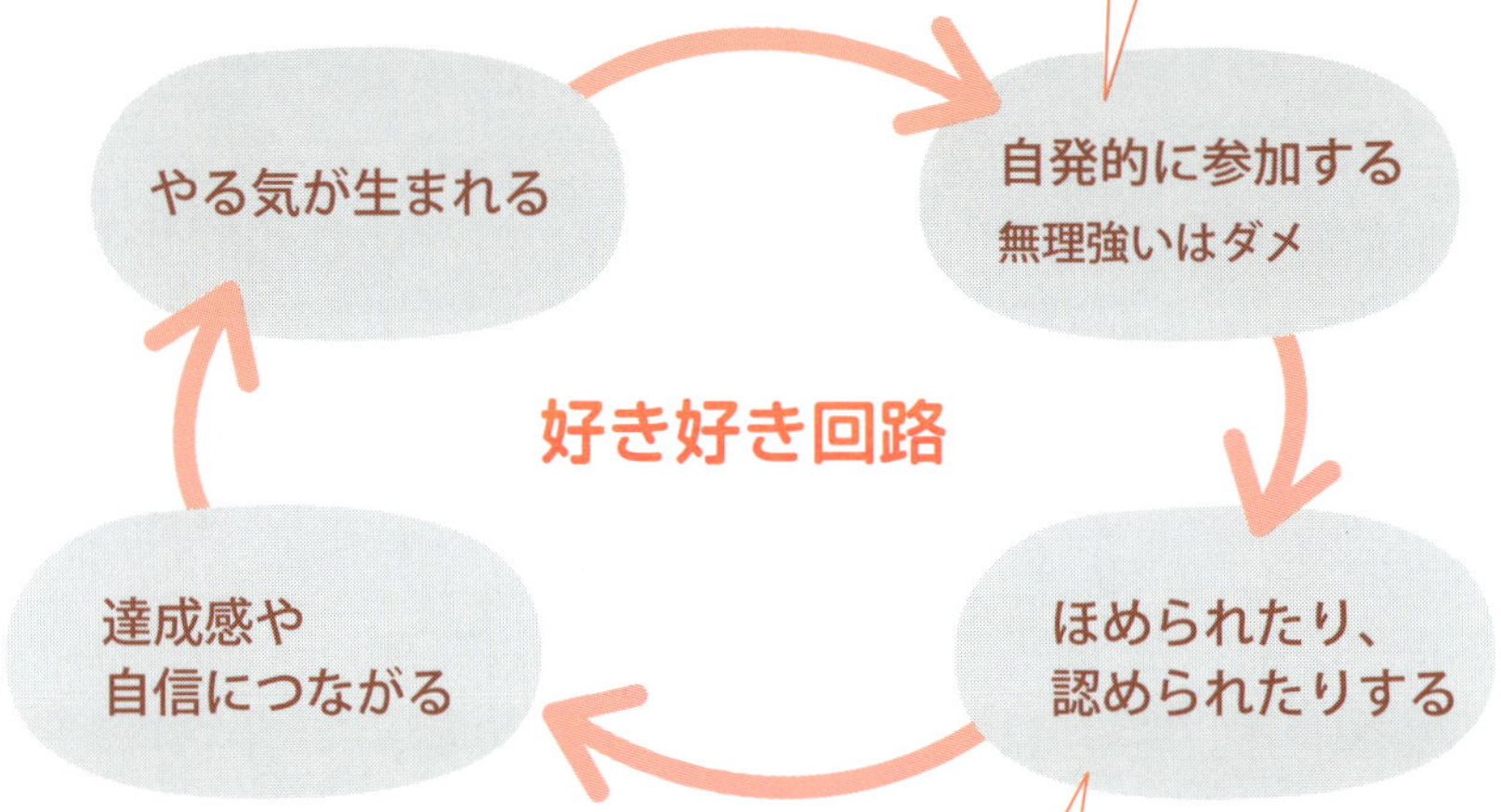

好き好き回路
自発的に参加する
無理強いはダメ
ほめられたり、
認められたりする
達成感や
自信につながる
やる気が生まれる

Point

達成感を得られる工夫も

達成感は、ほめられたときや目標を達成したときに得られます。がんばればできると思えるレベルの目標をたくさん設定して、達成していきましょう。難しい場合は少し手助けしてもいいので、成功する経験をさせてあげましょう。次のやる気につながります。

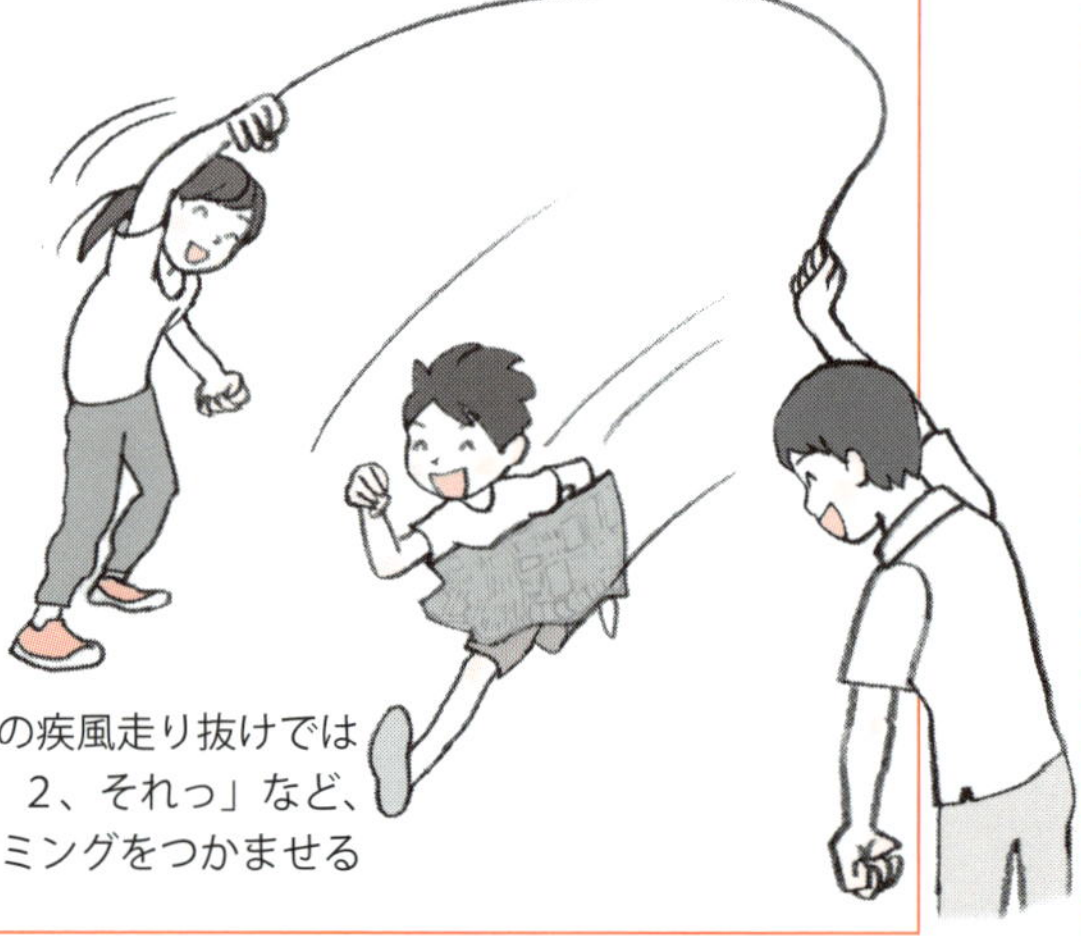

P37の疾風走り抜けでは「1、2、それっ」など、タイミングをつかませる

楽しいから続けられる

運動は続けることで効果が得られます。忍者になる運動遊びは楽しいイメージとして残りやすいので、次のやる気を生みます。ですから続けるのは難しいことではありません。

「なんでできないの」は禁句

じょうずにやることが目的ではない。がんばっていることを認めよう。

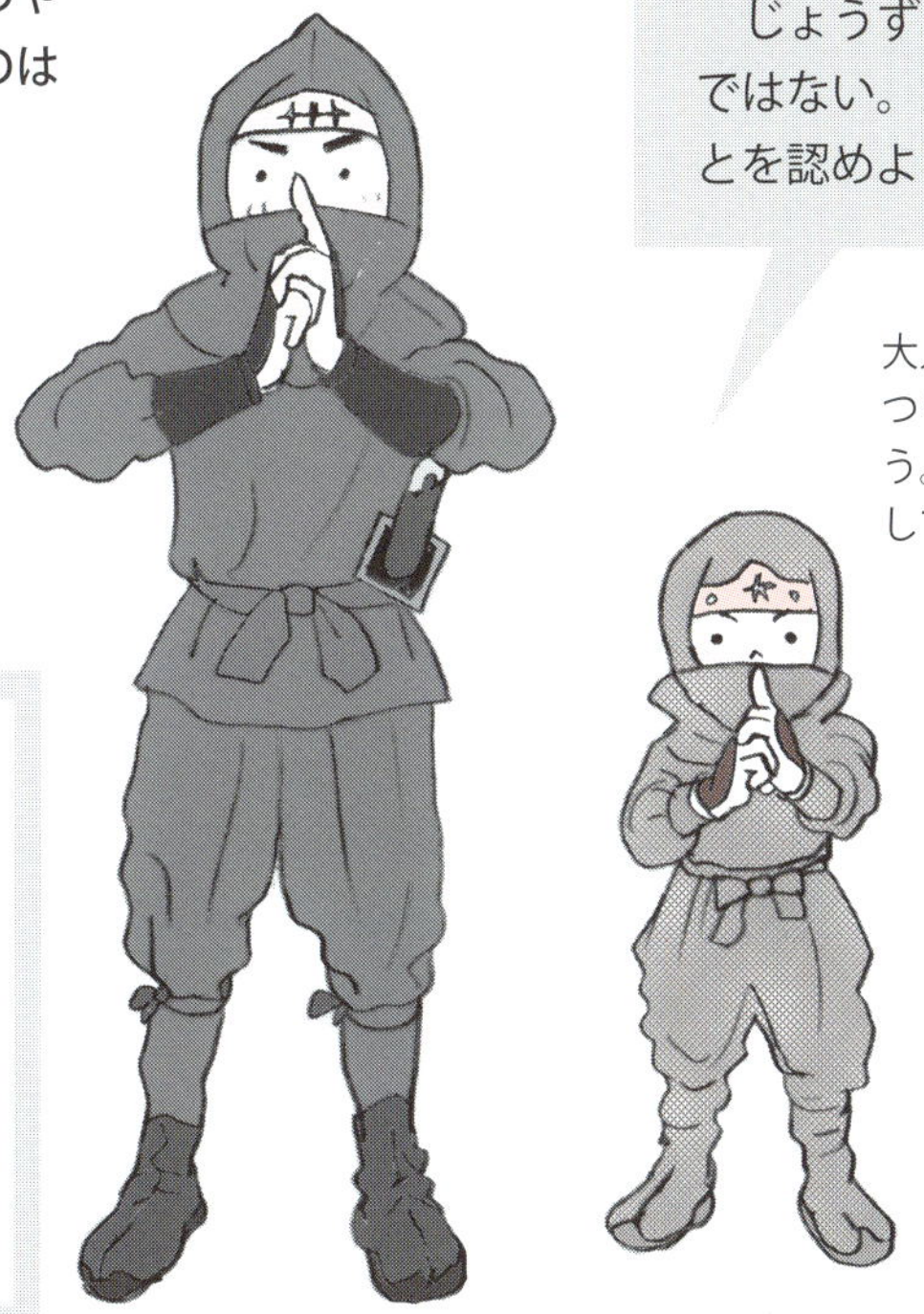

大人も本物の忍者になったつもりで忍術をとなえよう。子どもがじっとがまんして集中できたらほめる

！ がんばりすぎないで

忍者の道具を製作したり、ストーリーを考えたりするのは、けっこう大変。先生や保護者など師匠役の大人は無理をしすぎないで。無理をすると続けられなくなる。

ほめること、成功体験が達成感につながる

運動遊びは無理やりやらせても効果はあがりません。強制すると嫌いになり、かえってストレスになってしまいます。

好きなことなら自発的におこないます。ですから、運動遊びを好きになることが先決。忍者というヒーローになる運動遊びを、子どもたちは好きになるはずです。

達成感を得ることも、好きになるために必要です。うまくできなくても、がんばったことをほめましょう。「すごい！ がんばったね」「じょうず。もう一度見せてほしい」のひと言でかまいません。少し大げさなぐらいで、すぐにその場で、子どもと目を合わせて具体的にほめるのがコツです。

てきとうにほめていると、子どもは見抜きます。ほめる側は、がんばった点やできた点に着目して、心からほめましょう。

COLUMN

ゲームは脳の働きを低下させる!?

発達障害のある子はゲームにハマりやすい

パソコンや携帯型のゲームをしている最中の脳の状態を調べた研究があります。それによると、ゲーム中には脳の前頭前野が沈静化、つまり活動していません。ゲームの時間が長くなれば、活動していない時間も長くなるわけですから、発達途中にある子どもの脳にとって、よいこととはいえません。

発達障害があるとゲームにハマりやすいと報告した研究もあります。特に多動のある子どもや自閉傾向のある子どもは要注意。症状を悪化させる懸念もあるようです。

短時間のクールダウン程度にする

脳の沈静化はときには必要です。たとえば興奮しすぎているときなど、クールダウンさせるにはゲームもよいでしょう。長時間にならないよう、何分やったらやめるかを、事前に約束しておきます。

また、脳トレのゲームは認知機能の向上に役立たないことが、イギリスで一万人以上を対象にした実験であきらかにされています。

ゲームは、がまんする要素があるものがおすすめ。残虐なものや戦闘だけのゲームは避けましょう。

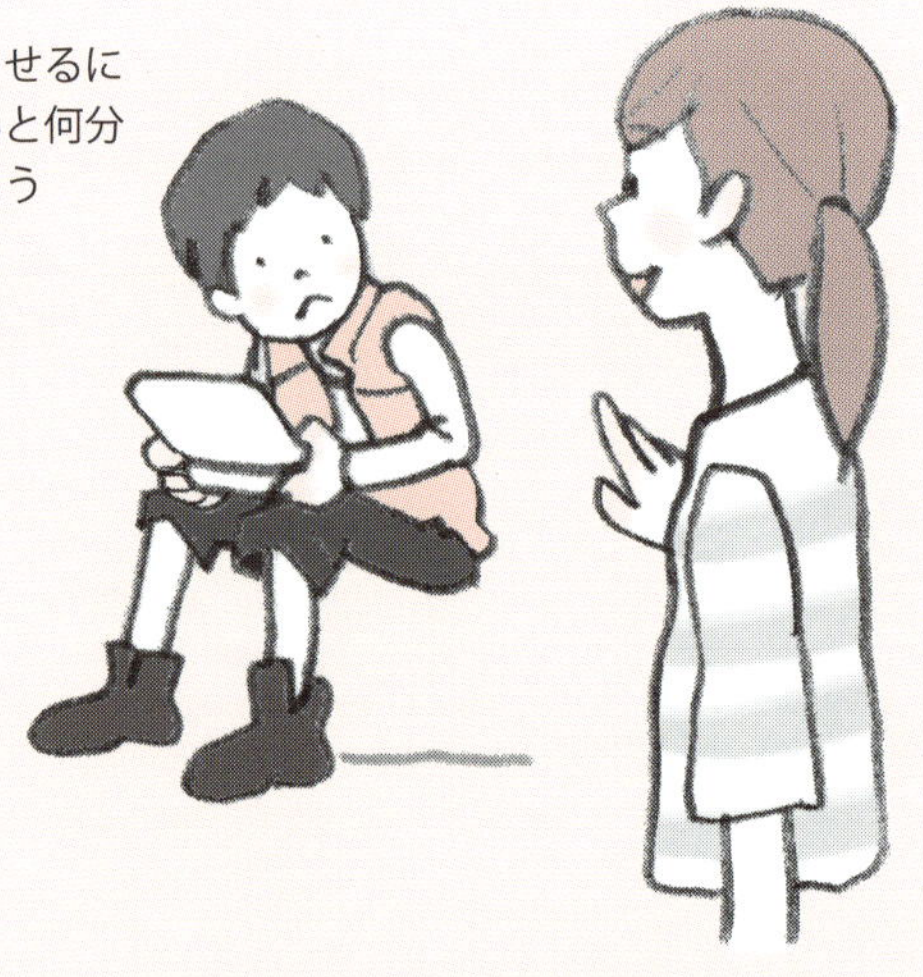

ゲームをやめさせるには、事前に「あと何分だよ」と告げよう

2 仲間と挑戦！スーパー忍者をめざせ

運動遊びの説明の見方

ここでは、メリハリのある６段階の運動プログラムを紹介します。
本章の読み方は次のようになっています。

忍者の術をイメージした運動遊びの名称です。

運動遊びのやり方やルールを解説します。

プログラムは全部で６段階あります。

運動遊びをおこなうことで鍛えられる力です。

運動遊びの特徴やイメージ、取り組む際に意識することを紹介します。

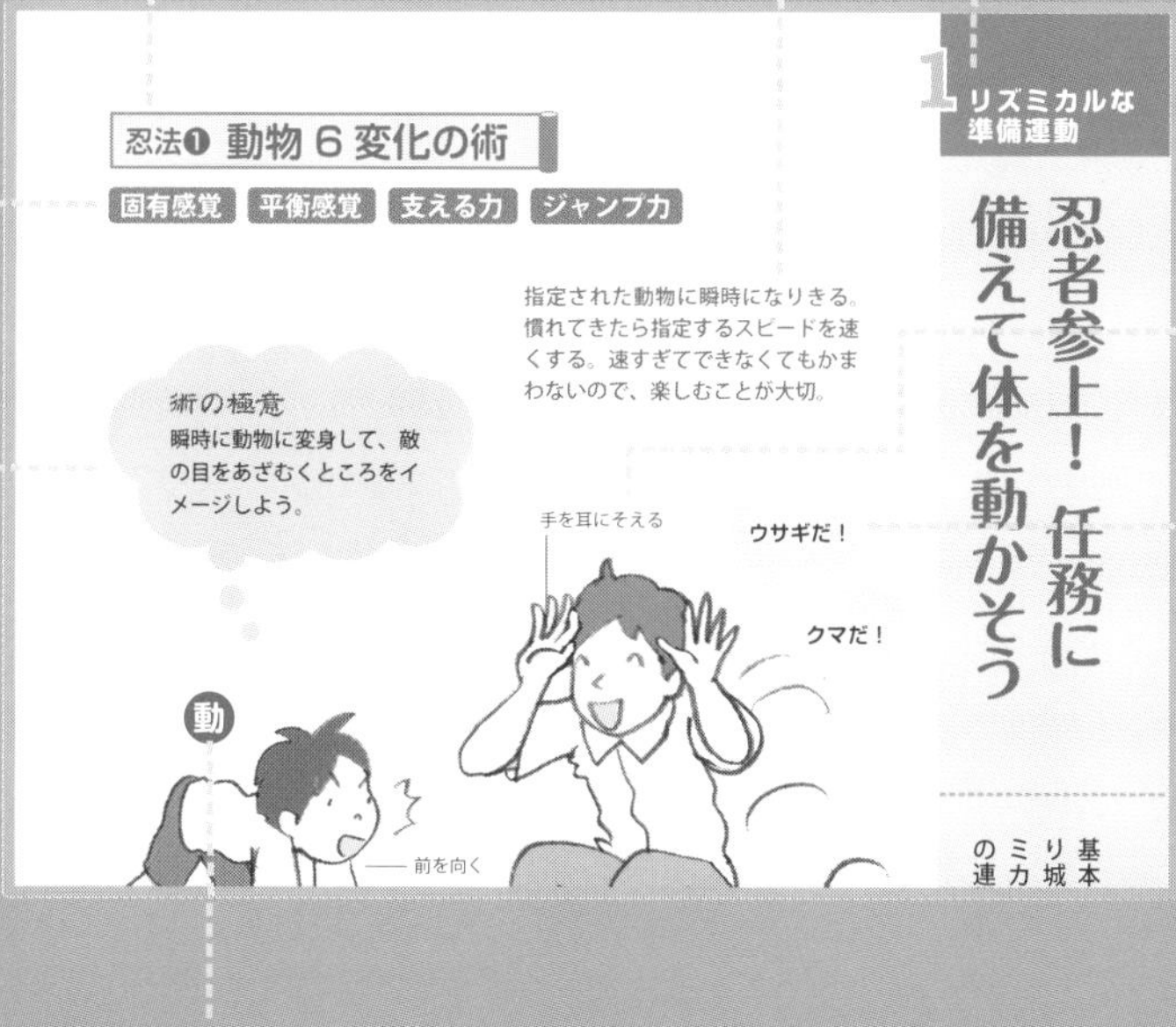

1 リズミカルな準備運動
忍法❶ 動物６変化の術
固有感覚
平衡感覚
支える力
ジャンプ力
指定された動物に瞬時になりきる。慣れてきたら指定するスピードを速くする。速すぎてできなくてもかまわないので、楽しむことが大切。
術の極意
瞬時に動物に変身して、敵の目をあざむくところをイメージしよう。
忍者参上！　任務に備えて体を動かそう
手を耳にそえる
ウサギだ！
クマだ！
動
前を向く

動きや場面づくりのポイントです。

大人の声かけの例です。

運動遊びが「動」か「静」かを表しています。

「動」と「静」を組み合わせたおすすめコース

柳沢運動プログラムは、「動」と「静」の遊びが交互に組み立てられています。忍者になる運動遊びは全体で六つの遊びからなります。

「動」と「静」のメリハリがあるから

「動」の遊びと「静」の遊びを切り替えることで、興奮を抑制できるようになります。

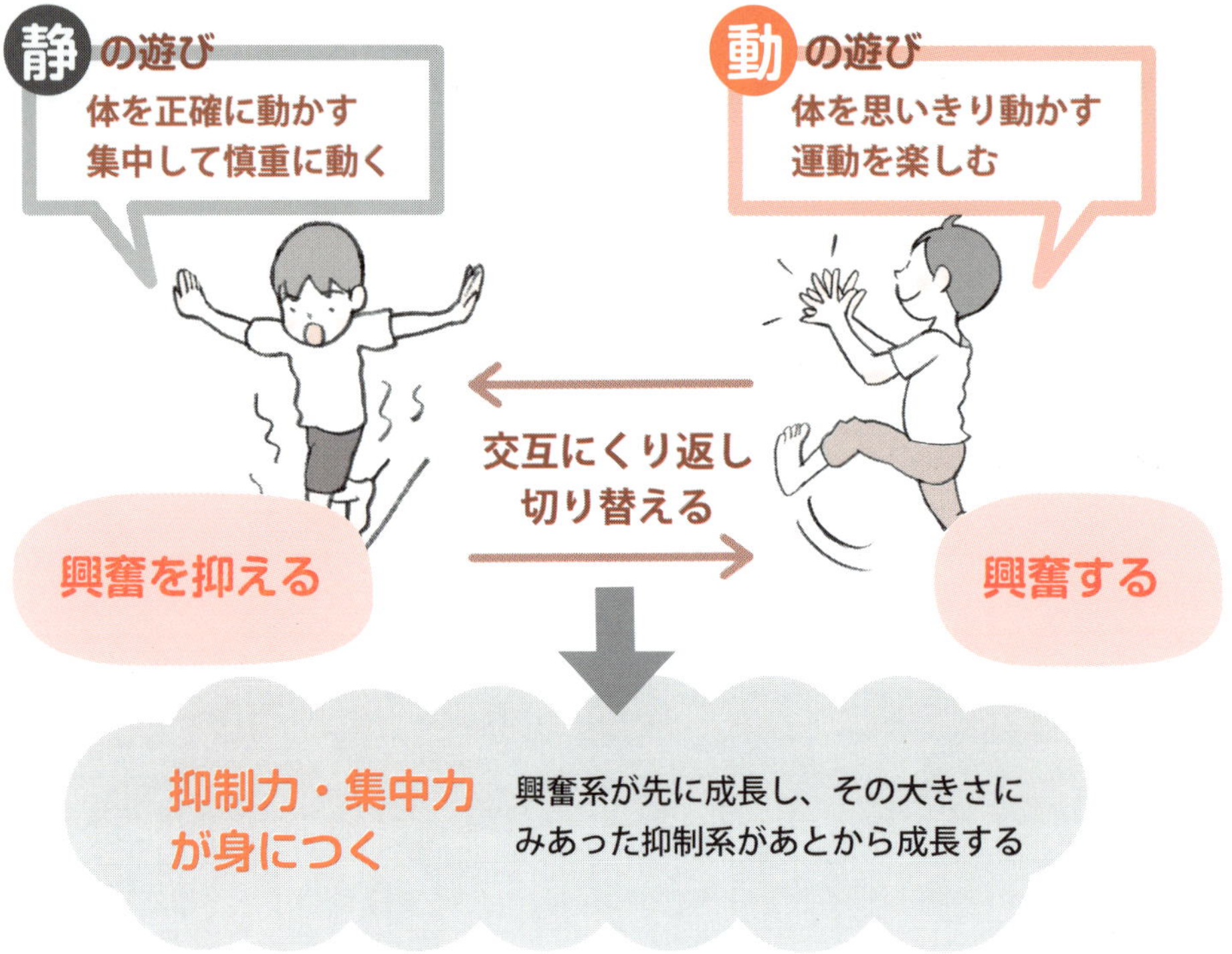
静の遊び
体を正確に動かす
集中して慎重に動く
動の遊び
体を思いきり動かす
運動を楽しむ
交互にくり返し
切り替える
興奮を抑える
興奮する
抑制力・集中力が身につく
興奮系が先に成長し、その大きさにみあった抑制系があとから成長する

興奮を抑えるには大きなエネルギーが必要

子どもは好きなことやおもしろいことに夢中になり興奮します。強すぎる興奮は危険も伴うので、ある程度のところで抑えなくてはならないのですが、人間の脳は興奮系から先に成長するので、幼いうちは抑えることができません。

興奮を抑えるには大きなエネルギーが必要です。柳沢運動プログラムでは、動きが大きくワクワクする遊びが「動」、慎重な動きで集中力が必要な遊びが「静」です。「動」が興奮系、「静」が抑制系に働きかけます。これらを交互におこなうことで、興奮系から抑制系に切り替える力がつくのです。これが集中力につながります。

スーパー忍者のモデルコース

１から６の各段階で数種類の運動遊びを紹介しています。それぞれから好きな遊びを選び、組み合わせてプログラムをつくってください。時間がない場合は、好きな「動」の遊びに取り組み、「静」の遊びで終わらせましょう。

時間の目安　全体で 30 分ほど

1 リズミカルな準備運動　動

例えば……クマのポーズ（→ P26）

やる気を引き出し、楽しく体を動かすことで、心と体をほぐす。忍法①～⑤から１つ選ぶ。

2 ルール説明　静

例えば……今日の任務を巻物で示す（→ P32）

子どもたちを座らせて話をする。忍者の設定をいかしたストーリーを披露。子どもがワクワクするような演出をしてもよい。

3 メリハリのある運動①　動

例えば……飛び石渡り（→ P39）

盛り上がる遊びでパワーを発散させる。まずは自分たちのやりたいように実施。忍法⑥～⑬から１つ選ぶ。

Point 成功体験で終わらせたり、作戦会議をいかすためには、１つの遊びを２回やってもＯＫ。

4 作戦会議　静

例えば……忍法の弱点をみつける（→ P42）

メインの遊びを一度振り返り、どうしたらもっとじょうずにできるか、改善点を話し合う。

5 メリハリのある運動②　動

例えば……爆弾を入れるな（→ P44）

楽しさと正確性の両方を重視した運動遊び。競争の要素も取り入れつつ実施する。忍法⑭～㉑から１つ選ぶ。

6 片付け　静

例えば……忍び歩き（→ P52）

片付けやストレッチで、心と体のクールダウン。運動の反省をする時はほめて終わるようにする。

Point 後に興奮が残らないよう、最後は必ず「静」の遊びで終わらせる。

１、３、５は１つの運動遊びのなかに、動と静が含まれるものがあるが、動が主になる

集団で遊ぶメリット

集団遊びの中で社会性が育まれる

忍者は、仲間と助け合ったり守り合ったりして使命を果たします。この設定を使えば、遊びながら社会性が身につきます。

遊び相手がいて、人とのかかわりがわかる

集団で遊ぶときには、ひとりで遊ぶのとは違った注意や気配りが必要です。「忍者は仲間を大事にするんだよ」と説明して集団で取り組むことの重要性を意識させます。「よく聞こうね」「今は静かにしていよう」などと、先生や保護者がフォローしましょう。

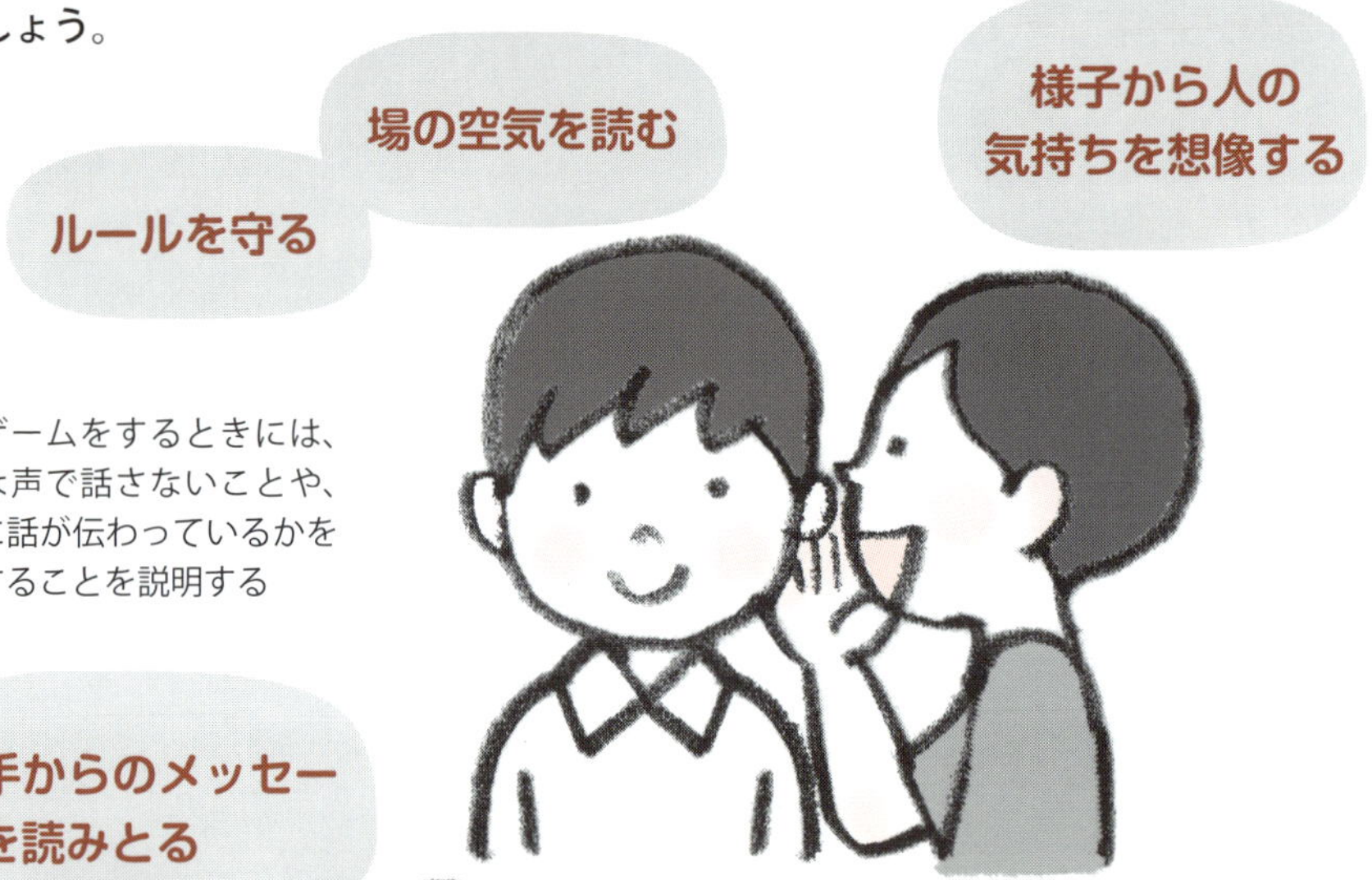

ルールを守る
場の空気を読む
様子から人の気持ちを想像する

伝言ゲームをするときには、大きな声で話さないことや、相手に話が伝わっているかを確認することを説明する

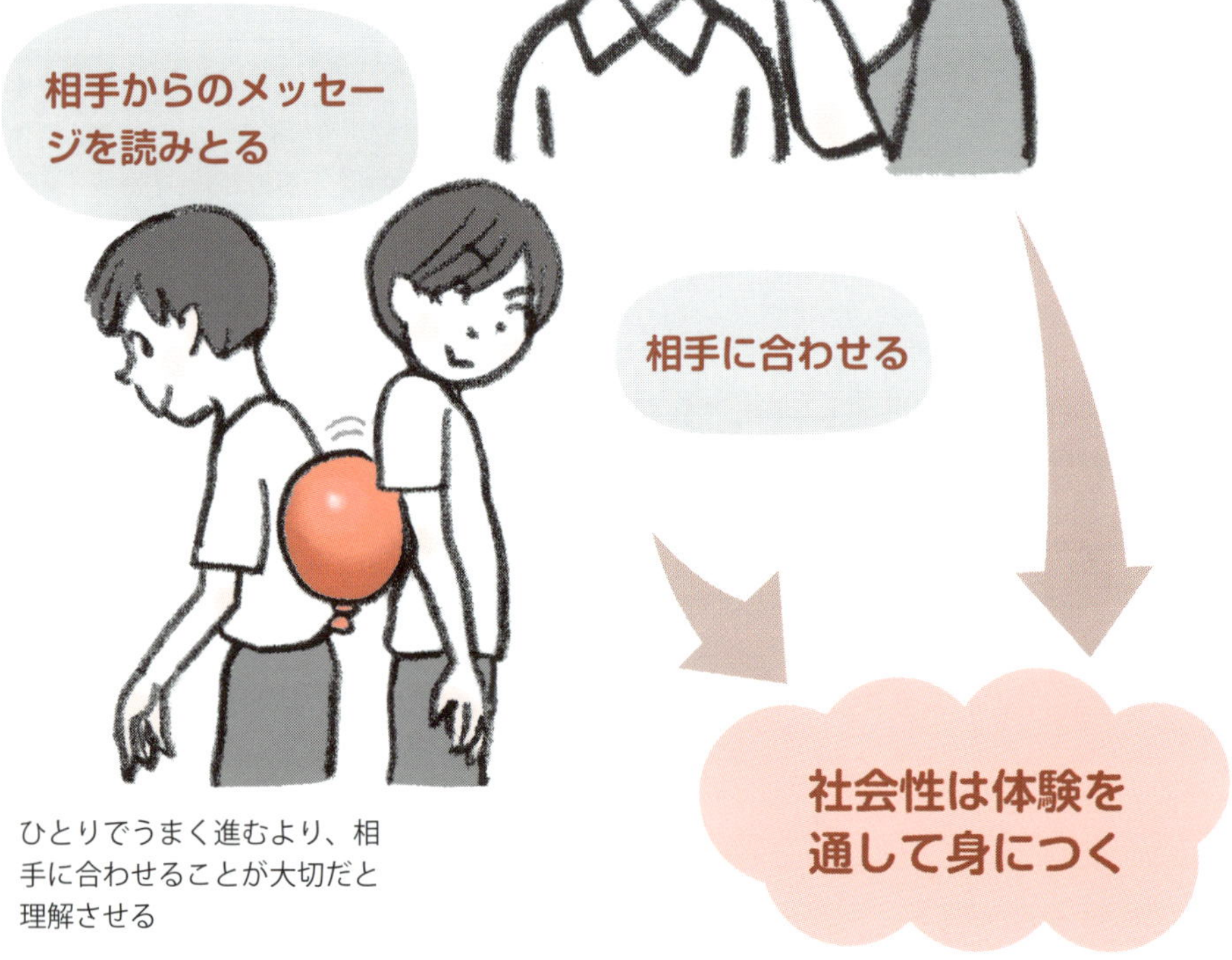

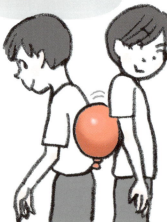

相手からのメッセージを読みとる
相手に合わせる
社会性は体験を通して身につく

ひとりでうまく進むより、相手に合わせることが大切だと理解させる

遊びに参加しづらい子でも入りやすい

発達障害のある子どもの中には、集団活動が苦手だという子がいます。そういう子どもでも、全体で大きな盛り上がりができていると比較的入りやすくなります。最初は先生や保護者が「楽しそうだね。やってみようか」などと、きっかけづくりをするといいでしょう。

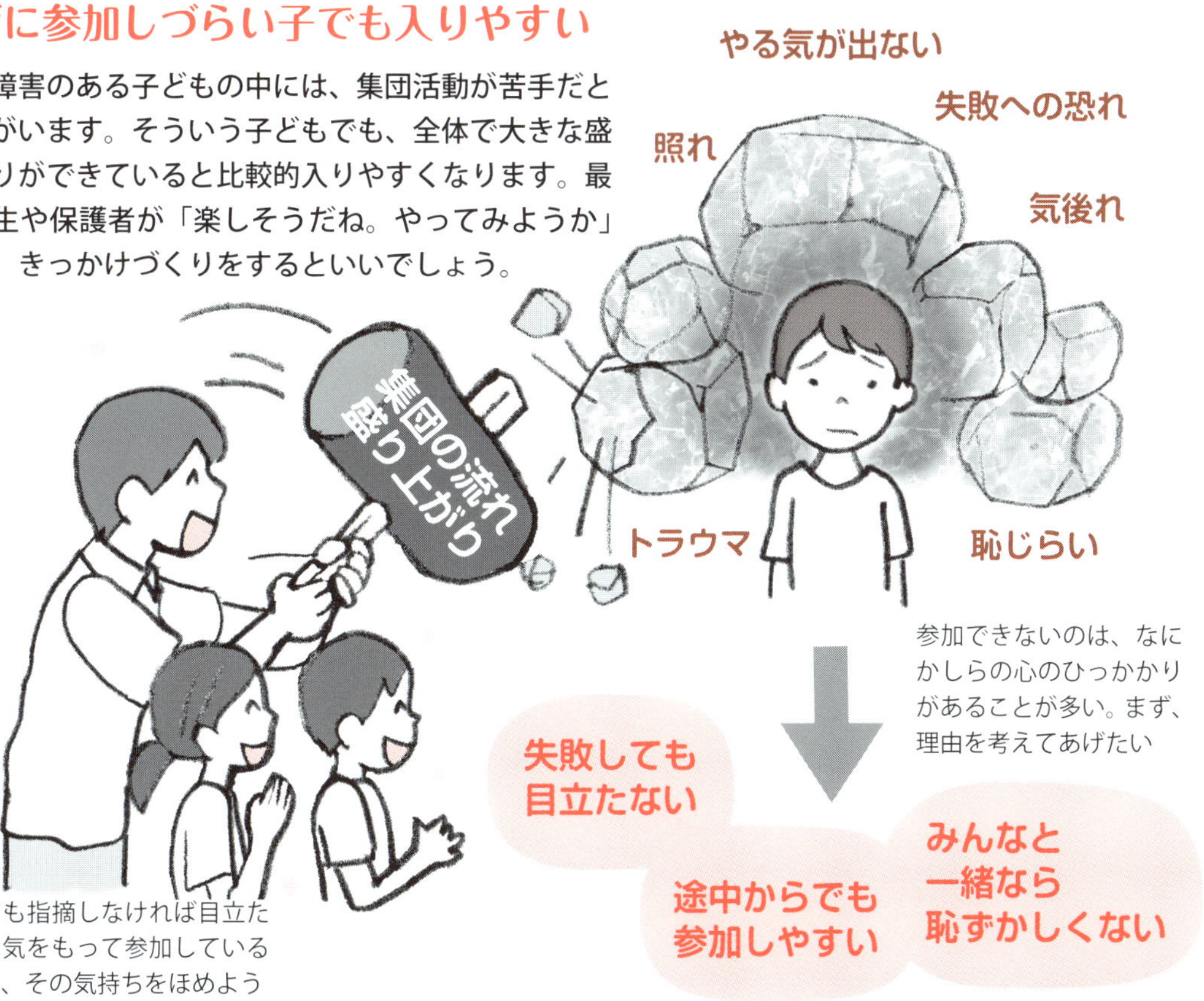
やる気が出ない
失敗への恐れ
照れ
気後れ
トラウマ
恥じらい
集団の流れ
盛り上がり
失敗しても
目立たない
途中からでも
参加しやすい
みんなと
一緒なら
恥ずかしくない

参加できないのは、なにかしらの心のひっかかりがあることが多い。まず、理由を考えてあげたい

失敗しても指摘しなければ目立たない。勇気をもって参加しているのだから、その気持ちをほめよう

仲間との協力が忍者の世界では重要

忍者の世界では単独行動は命にかかわる危険なこと。仲間と一緒に行動しなくてはなりません。この設定を子どもたちに説明すれば、自然と仲間を意識するでしょう。ルールを守ることの大切さも理解できるはずです。

発達障害のある子どもは社会性が身につきにくいことが弱点のひとつです。忍者の運動遊びは、その設定から集団でできるので、社会性を育てるにはうってつけです。

また、ひとり遊びとは違った達成感を味わうことができ、人とかかわることの楽しさを体験できるでしょう。自然と相手の気持ちを推し量るようにもなります。

集団での遊びには、遊びに参加しづらい子どもでも入りやすくなるというメリットもあります。また忍者の遊びなら、興味津々。喜んで参加するはずです。

忍者参上！ 任務に備えて体を動かそう

基本的な忍術で体をほぐし、からくり城への潜入に備えましょう。リズミカルに体を動かすことで、脳と体の連携がスムーズになっていきます。

忍法❶ 動物6変化の術

固有感覚　平衡感覚　支える力　ジャンプ力

指定された動物に瞬時になりきる。慣れてきたら指定するスピードを速くする。速すぎてできなくてもかまわないので、楽しむことが大切。

術の極意
瞬時に動物に変身して、敵の目をあざむくところをイメージしよう。

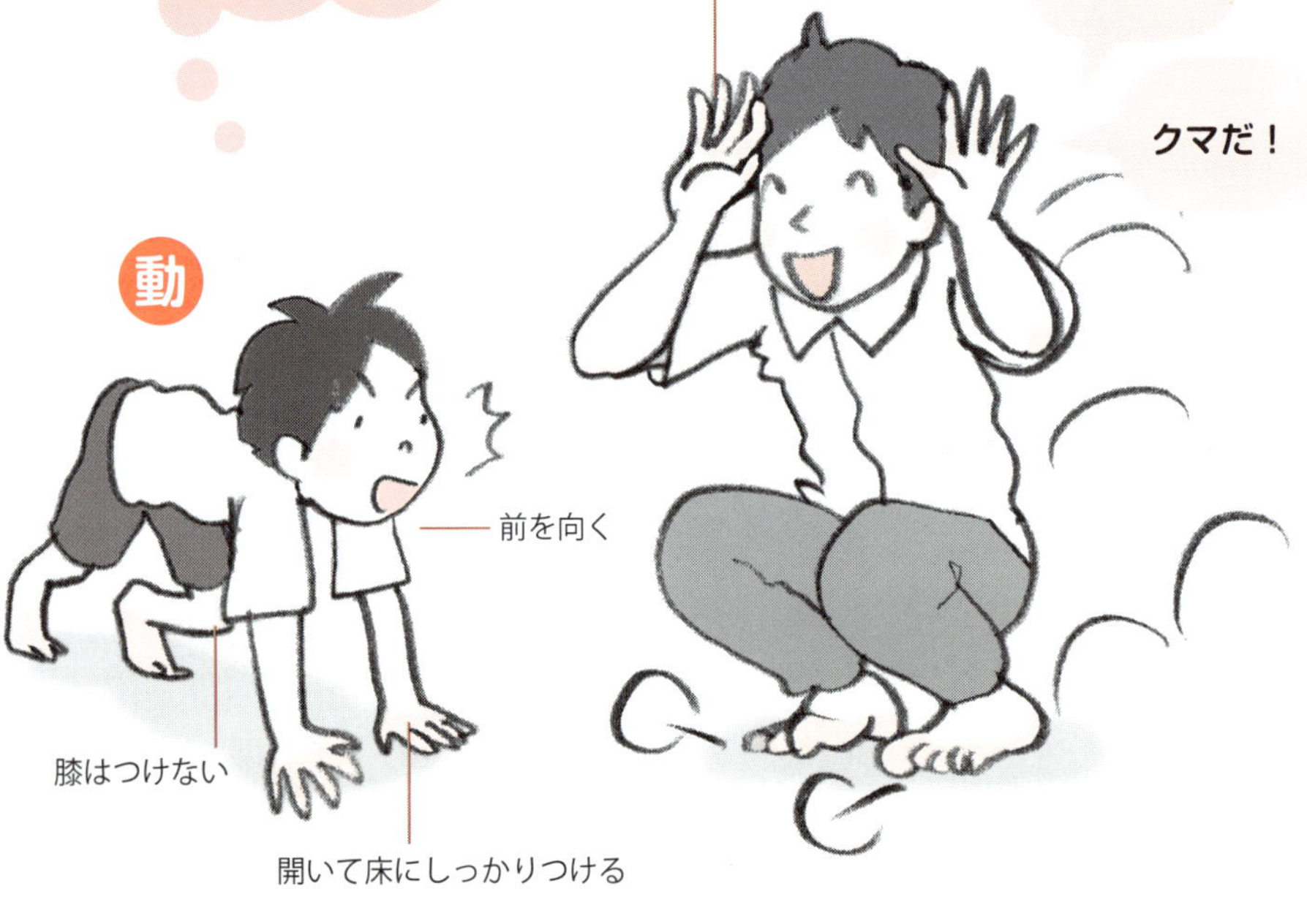

動
前を向く
膝はつけない
開いて床にしっかりつける
手を耳にそえる
ウサギだ！
クマだ！

クマのポーズ　　ウサギジャンプ

ワニのポーズ

床にうつ伏せになり、体をしっかりつける。手はパーにして床につける。

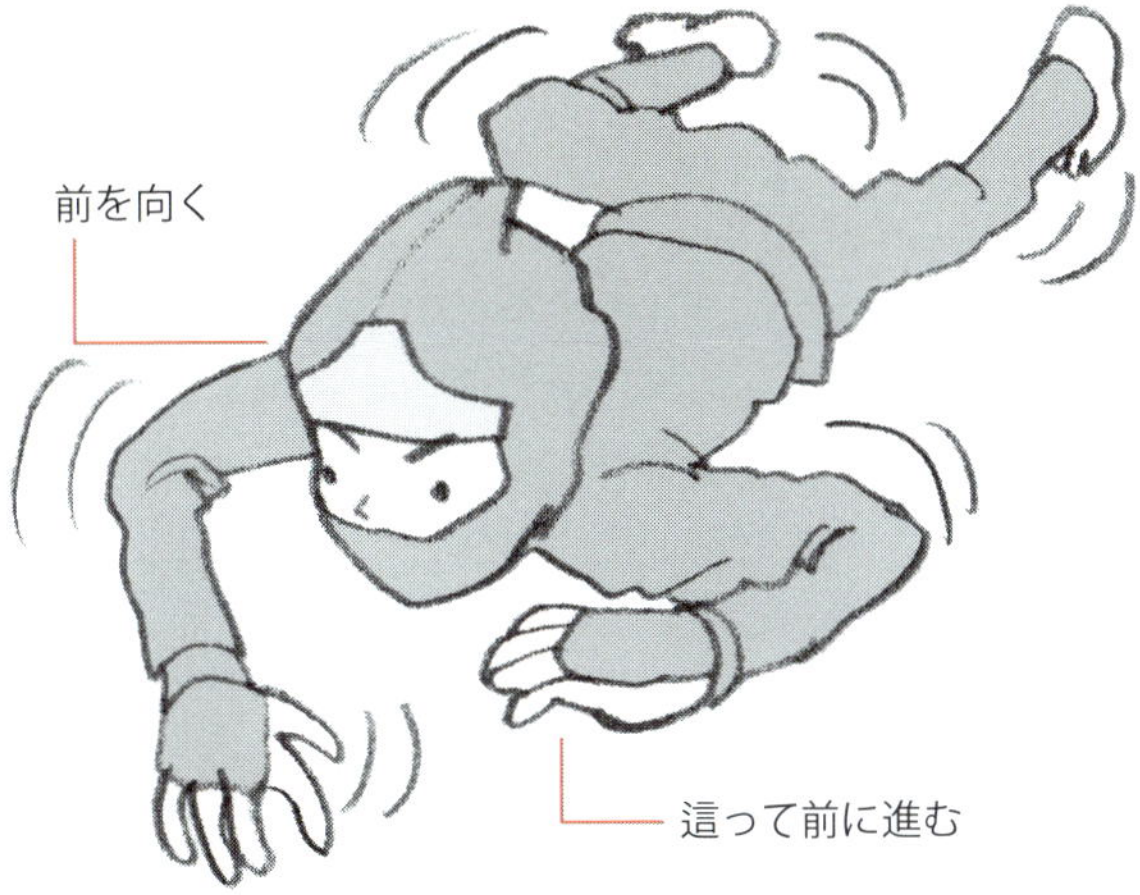
前を向く
這って前に進む

カエルの足うち

両手で体を支え、股関節を大きく開いて両足を打ち合わせる。

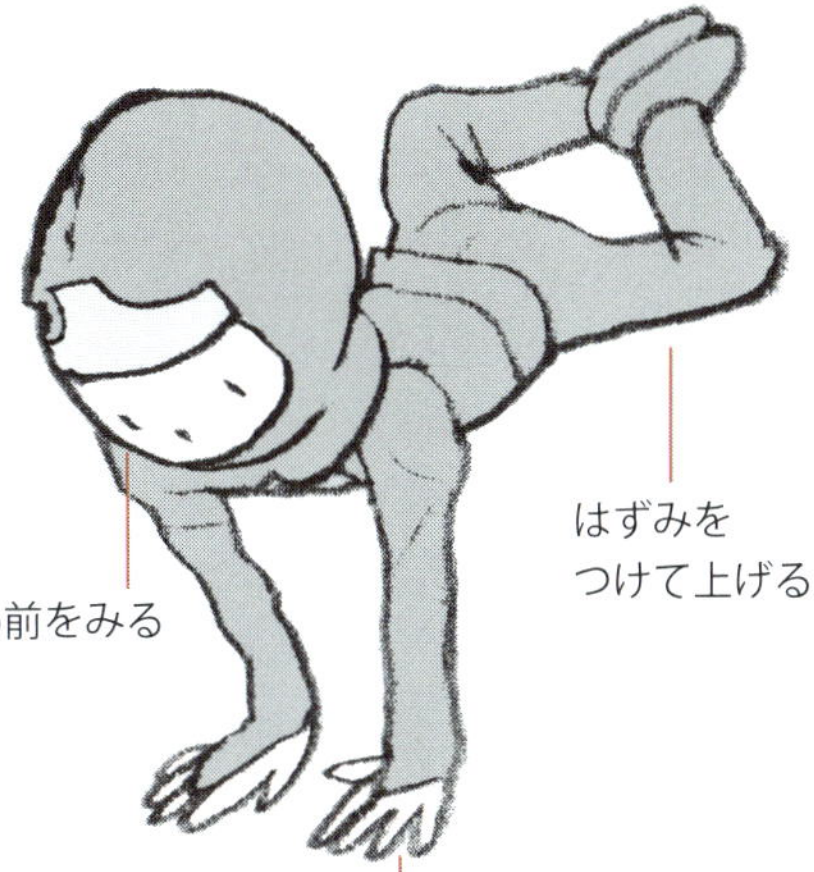
斜め前をみる
はずみを
つけて上げる
手はしっかり開く

アヒルのポーズ

足を左右に大きく開いてしゃがむ。かかとを床につけ、アヒルのポーズをとる。

口元によせる
後ろに
まわした手は
腰につける
股関節を
大きく開く

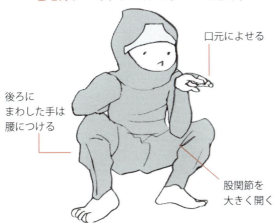

ラッコのポーズ

床に仰向けになり、手をにぎってお腹の上に乗せる。膝を曲げて足を持ち上げる

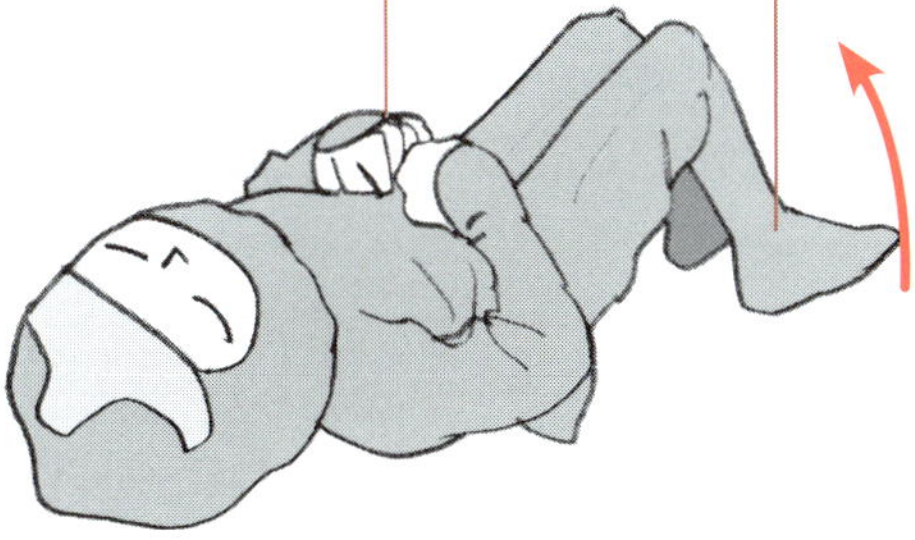
貝を叩くよう
に動かす
床から大きく
足を持ち上げる

＊忍者の服装でおこなわなければいけないわけではありません。動きやすい格好で取り組んでください。

忍法❷ 祭りの踊り

平衡感覚　ジャンプ力　リズム感

スキップをしながら、「タンタタン」のリズムに合わせて手を叩く。子どものペースでいいので、動きをリズムに合わせよう。

術の極意
敵の忍者の村に潜入。盆踊りの輪にまぎれて、村人になりきるイメージで踊ろう。

動

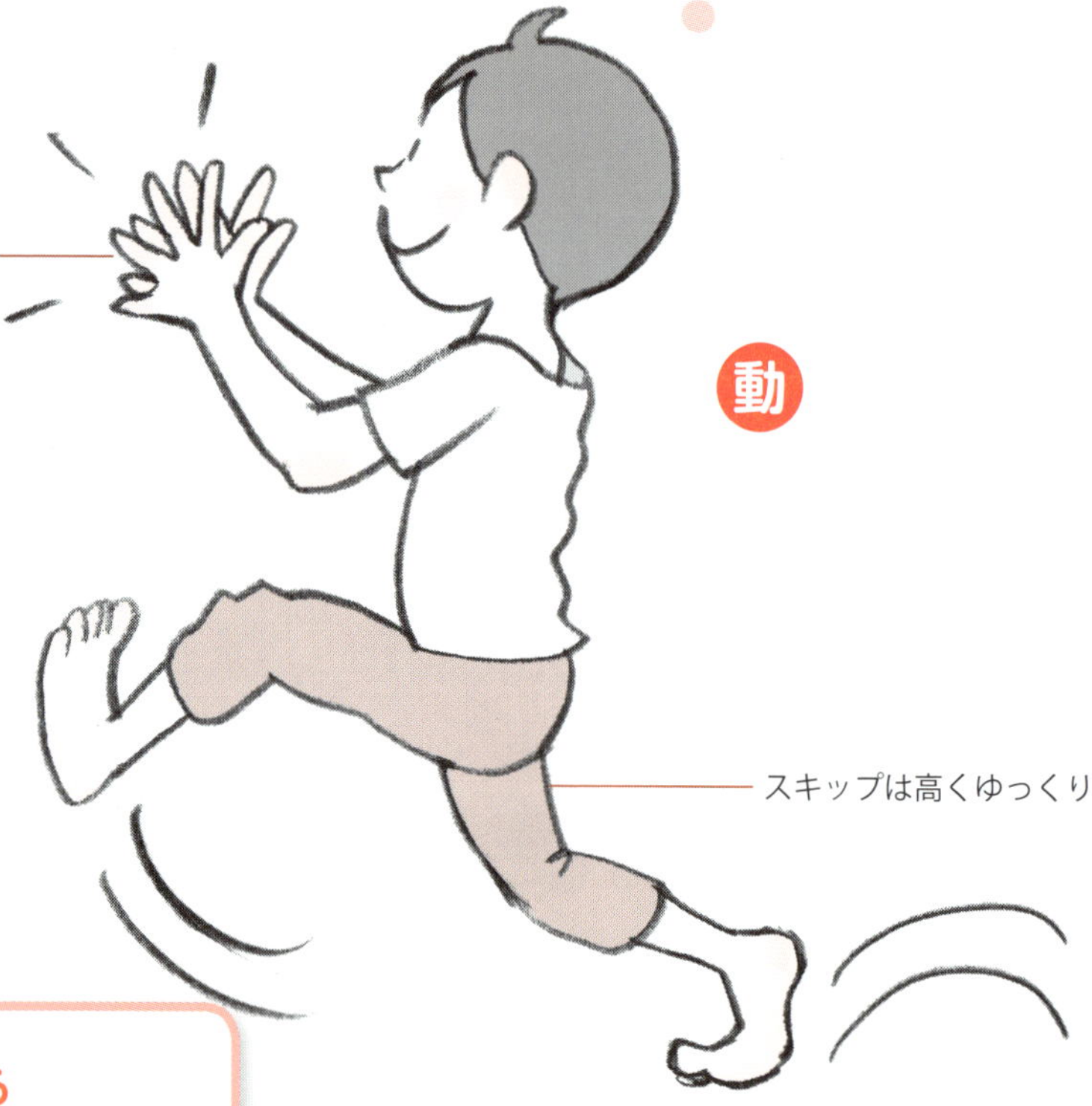
スキップと拍手がバラバラにならないようにする
今日は村の盆踊りだ
スキップは高くゆっくり

アドバイス

スキップが苦手なら片足ケンケンでもOK

スキップが苦手な場合は、片足ケンケンでいい。「タンタタン」のリズムに合わせて手を叩こう。

忍法❸ 敵に近づく水鳥

平衡感覚　リズム感　集中力　抑制力

タンブリンの音に合わせて、一歩ずつアヒル歩きをする。タンブリンの音が止まったら、アヒルの姿勢のまま止まる。

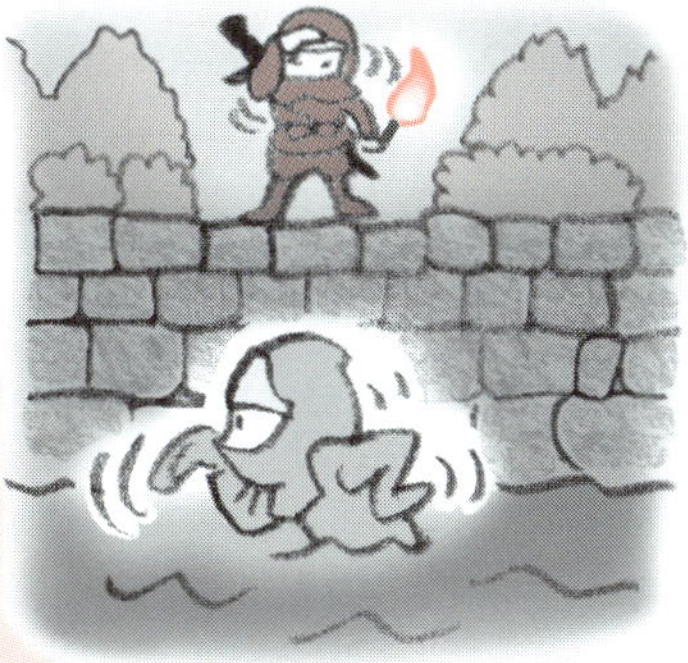

術の極意

獲物を狙う水鳥になって、気づかれないように獲物や敵に近づくつもりでやってみよう。

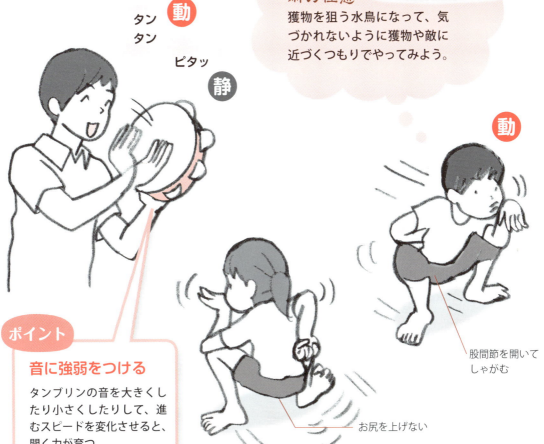

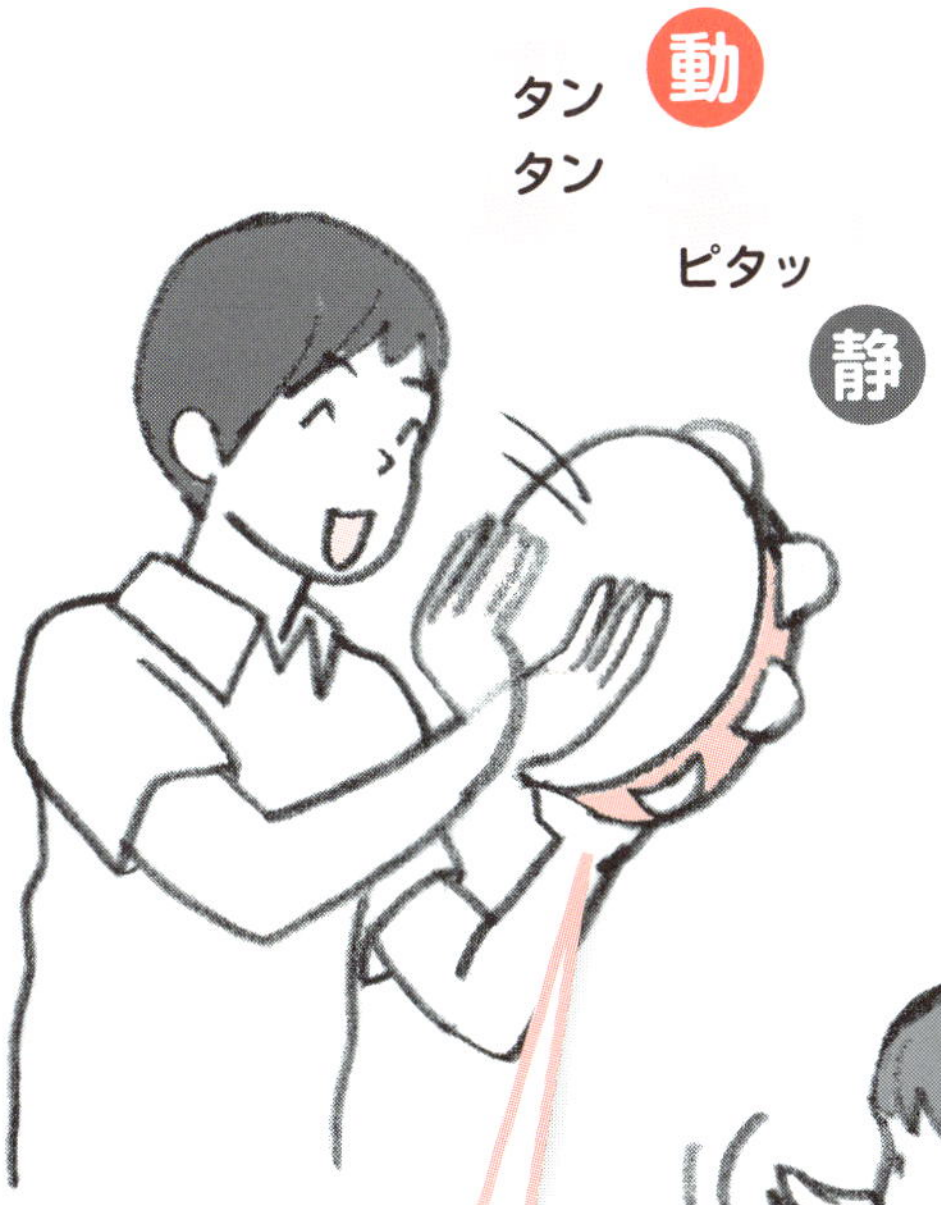
タン
タン
動
ピタッ
静

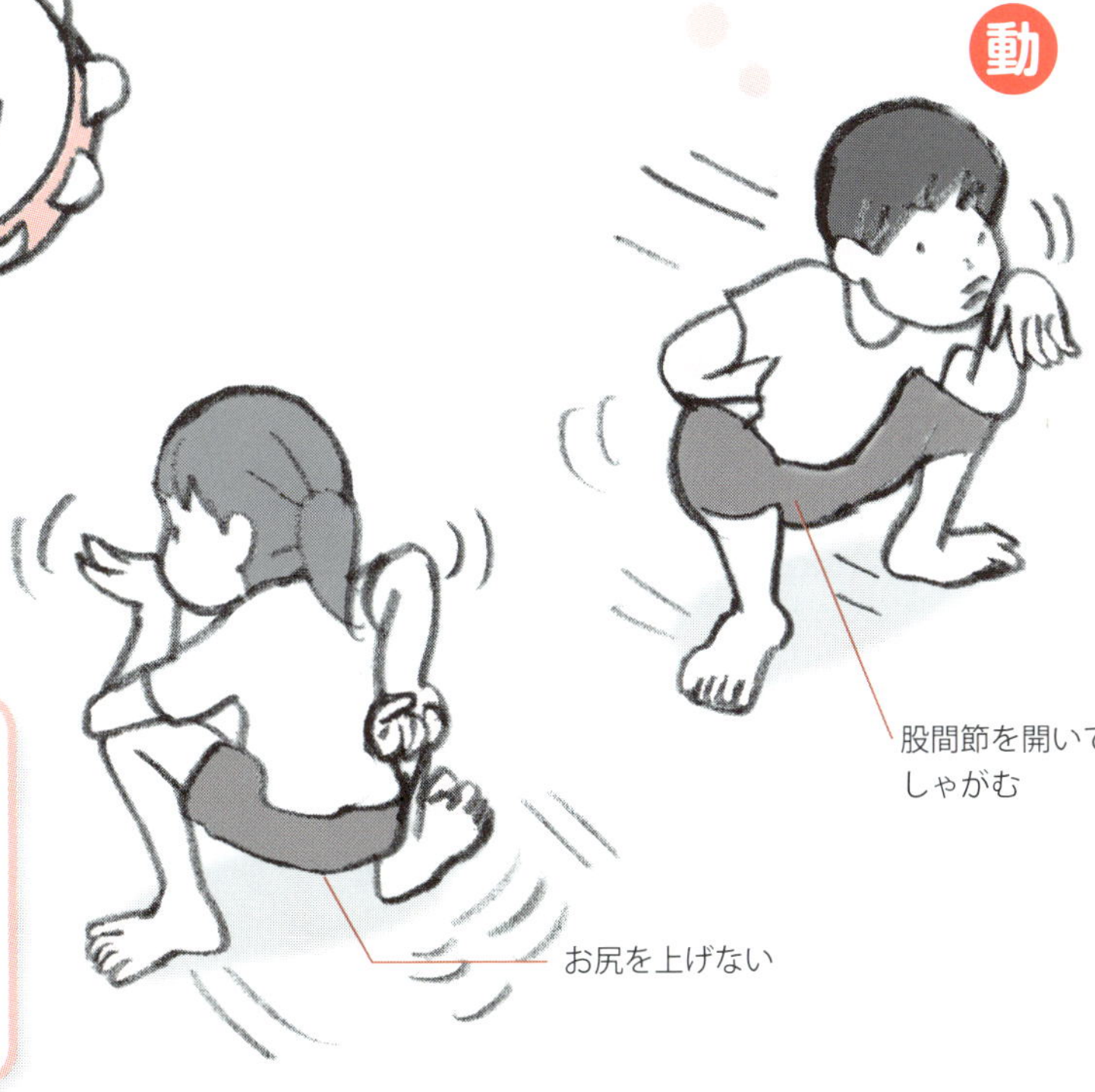
動
股関節を開いて
しゃがむ
お尻を上げない

ポイント

音に強弱をつける

タンブリンの音を大きくしたり小さくしたりして、進むスピードを変化させると、聞く力が育つ。

忍法❹ 木の葉回り

平衡感覚　ジャンプ力　リズム感

スキップをしている途中に大人がタンブリンを叩いたら、その音に合わせて回転ジャンプをする。慣れてきたら不規則なタイミングでタンブリンを叩く。

術の極意

回転で風を起こし、木の葉をまき散らして、敵や追っ手をかく乱するところをイメージしよう。

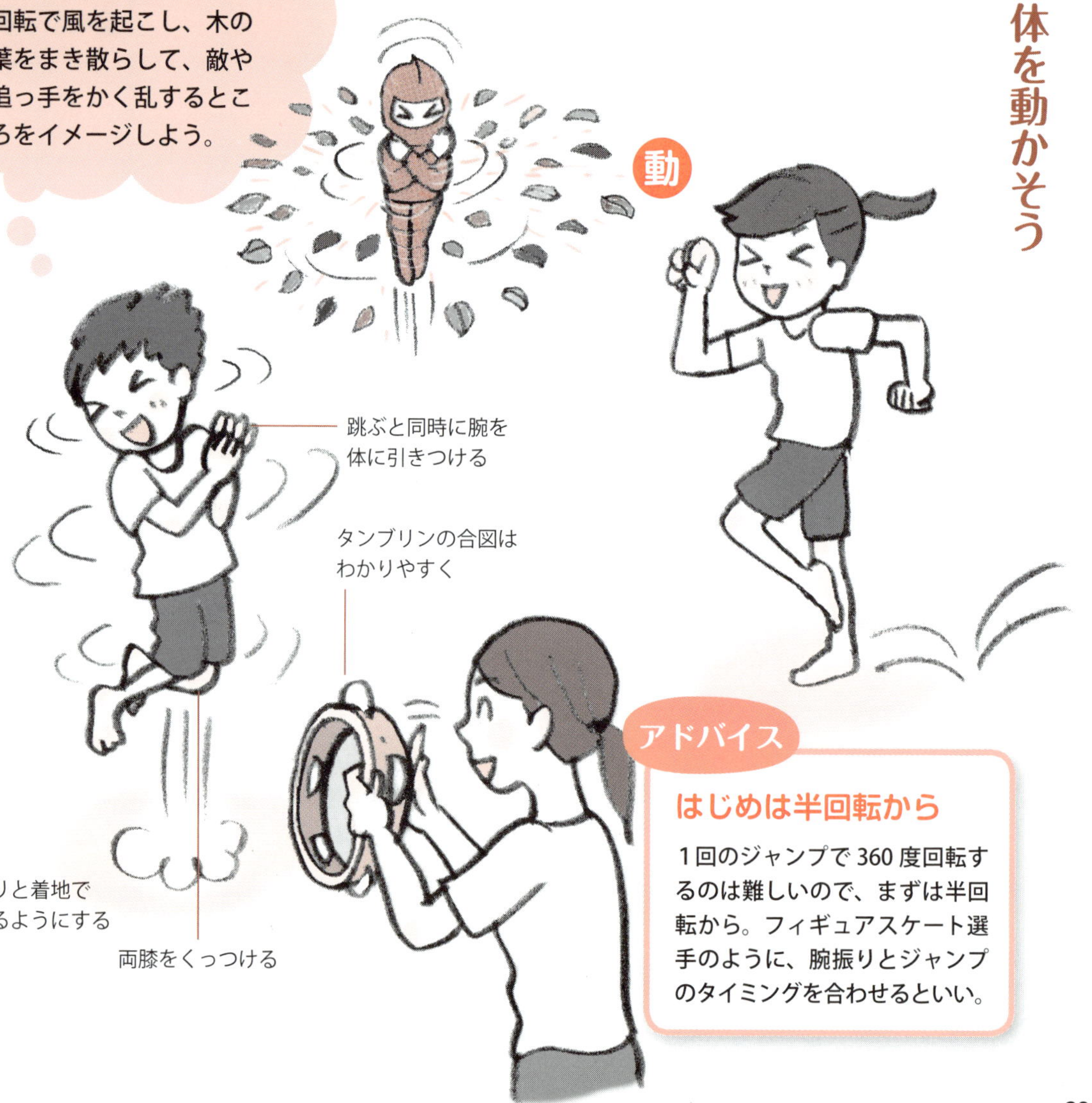
動
跳ぶと同時に腕を体に引きつける
タンブリンの合図はわかりやすく
しっかりと着地で止まれるようにする
両膝をくっつける

アドバイス

はじめは半回転から

1回のジャンプで 360 度回転するのは難しいので、まずは半回転から。フィギュアスケート選手のように、腕振りとジャンプのタイミングを合わせるといい。

忍法❺ 伝言じゃんけん

固有感覚　ジャンプ力
リズム感　記憶力

「グー」「チョキ」「パー」の順に、手足を一緒に動かす。速さよりも、確実に手足を動かすことが重要。声に出しながらおこなうと、よりよい。

術の極意
離れたところにいる仲間と、無言で秘密の伝言を送り合う様子を想像してみよう。

アレンジ
慣れてきたら変化をつけると、スムーズに体を動かす連動性が養われる。
- 順番をランダムにする
- 大人とじゃんけんをする
- 後だしをして大人に負けるじゃんけんをする

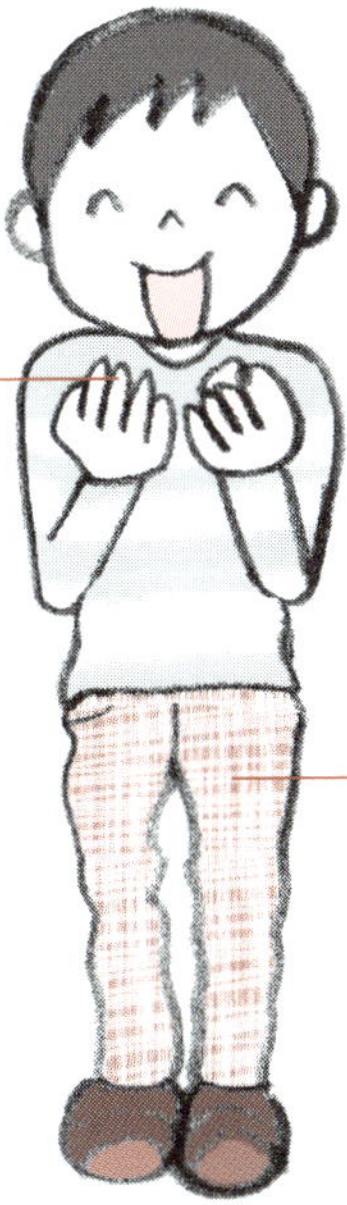
グー
手をグーに握り、腕を曲げて体に引きつける
両足を閉じてくっつける

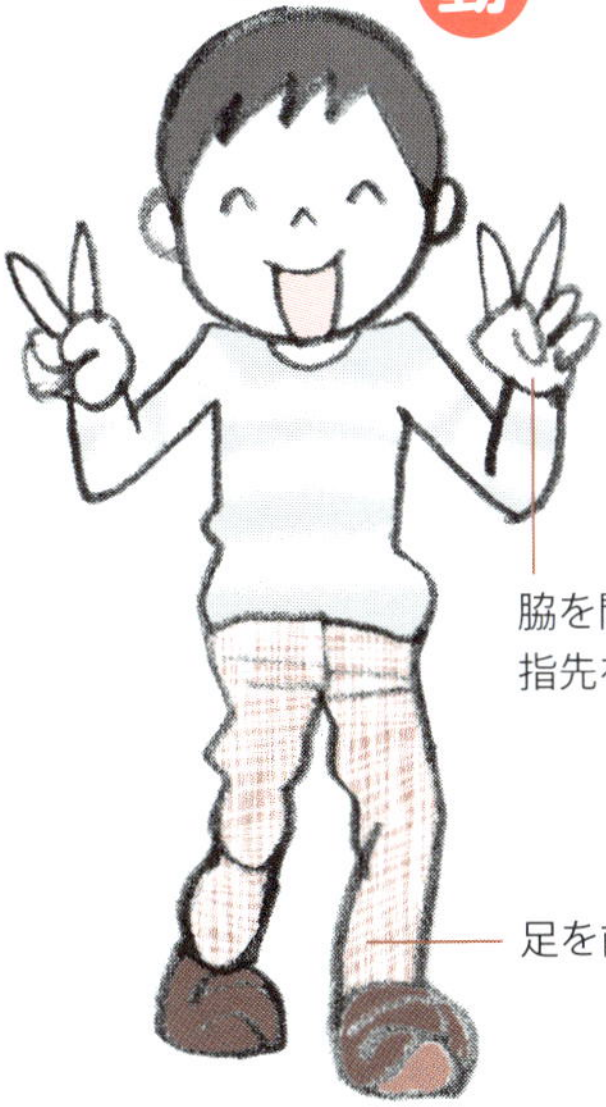
チョキ
動
脇を開いて肘を曲げ、指先をチョキにする
足を前後に開く

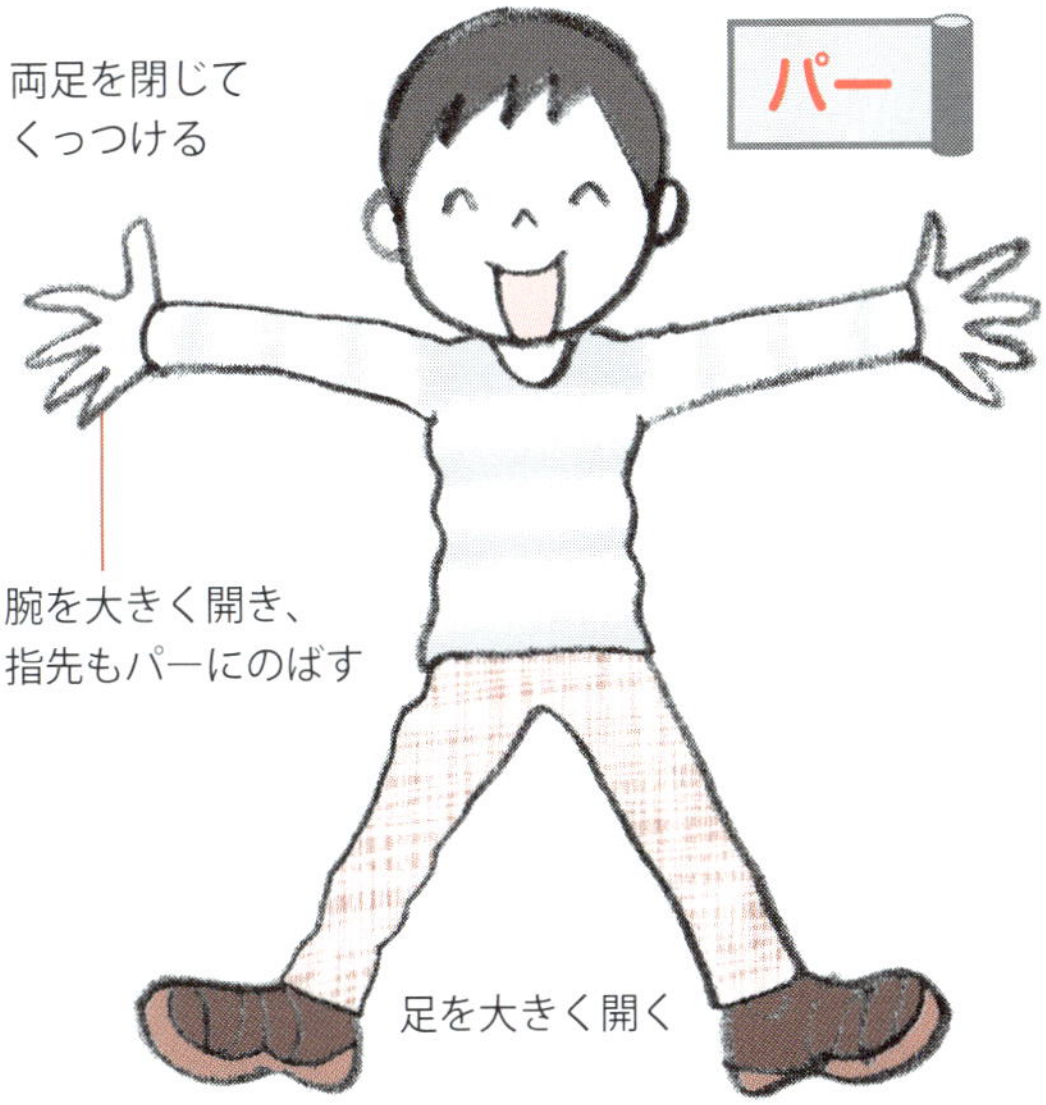
パー
腕を大きく開き、指先もパーにのばす
足を大きく開く

2 ルール説明

忍者の掟をしっかり守ろう

子どもをいったん集めて座らせ、次のからくり城に潜入する運動遊びやルールを説明します。期待が高まるような演出をすると楽しいでしょう。

ストーリーづくりと演出でワクワク感アップ

リズミカルな運動遊びで体をほぐしたら子どもたちを集めます。運動遊びの順番や、危険を避けるために守ること（ルール）を説明します。忍者の設定を利用したストーリーをつくっておくとよいでしょう。子どもをのせられれば、その後の活動がスムーズです。

説明は子どもが理解できるように、身振り手振りをまじえて。運動遊びのお手本を見せたり、カードを使ったりして視覚的に説明します。また、飽きないよう、簡潔な言葉で話すように心掛けます。

興奮しすぎると危険な場合もあるので、大人の指示を聞くというルールはしっかり約束します。

掟を授ける

社会性　適応力

子どもが座ったら、これからおこなう運動遊びのやり方を説明する。危険防止のため、大人が制止したら静かにするよう、約束する。10ページの五ヵ条を書いた巻物を用意しておくのもよい。

師匠の極意
説明する大人は、忍者の師匠。忍者としての大切な心得を、子ども忍者に伝える。

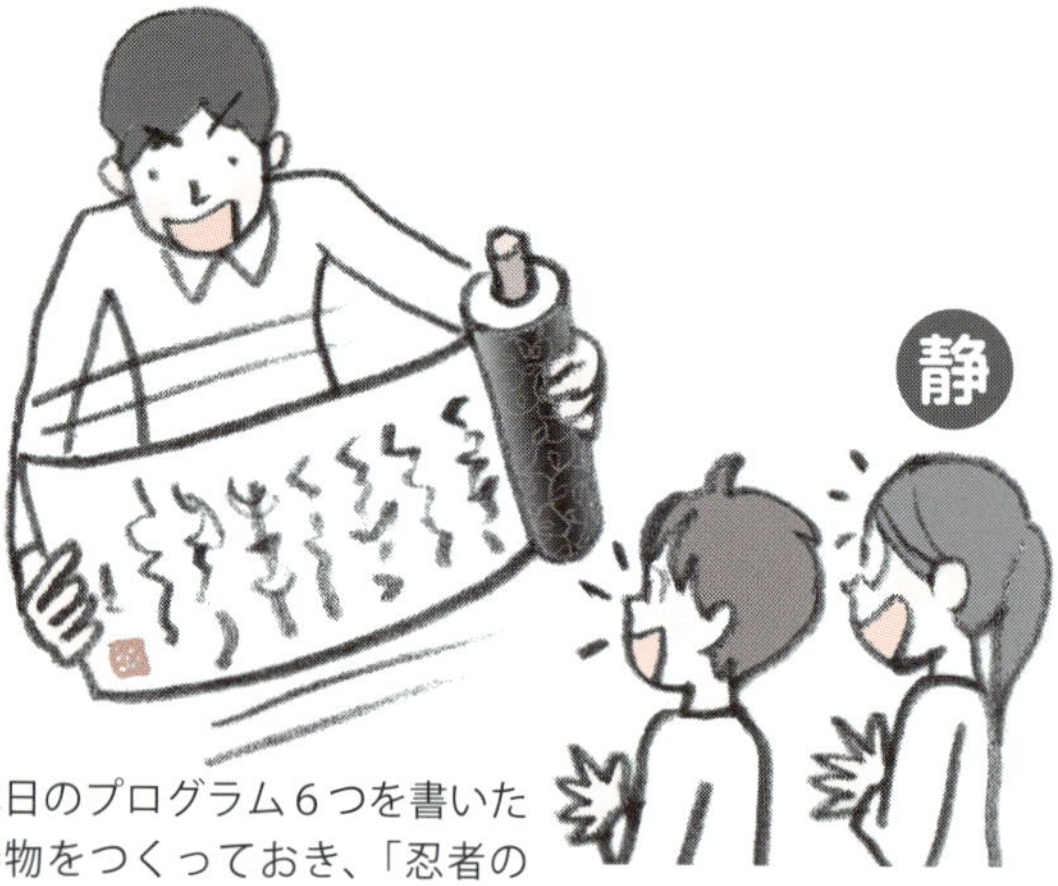

本日のプログラム６つを書いた巻物をつくっておき、「忍者の師匠からの教えじゃ」と広げる。子どもたちは「おおっ！」とあこがれをもって感動

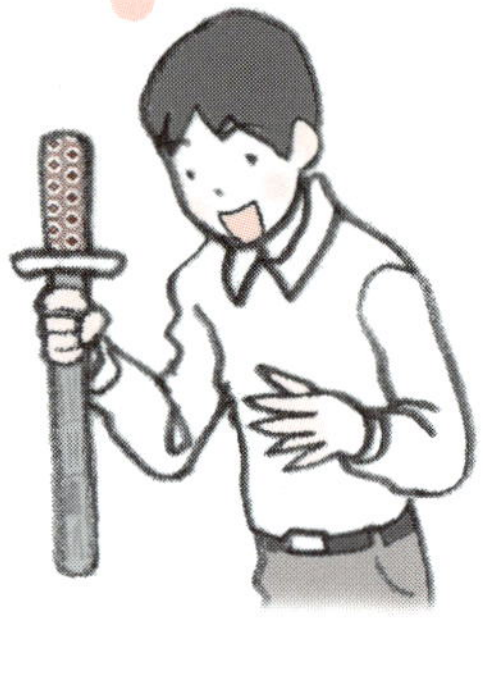

道具の使い方を説明。刀は相手をやっつけるために使ってはダメ。刀をよける忍法を練習するもの

一番弟子を登場させる

協調性 **意欲**

集団での運動遊びに参加しない子どもや、引っ込みがちな子どもに「一番弟子」として、みんなの前で運動遊びを披露してもらう。ただ、人前が苦手な子どもによっては逆効果になるので、慎重に。

師匠の極意

「一番弟子がお手本を示すよ」と呼びかける。仲間の技を認め、お互いに学びあおう。

お手本を見せてもらったら、できてもできなくても「がんばったね、すごい」とほめる。みんなで拍手して、雰囲気を盛り上げよう

「活動できるけれど参加しない子」を誘う

運動能力があっても参加しない理由によっては、みんなの前で「お手本」を見せてもらうと、以後の活動に参加しやすくなる

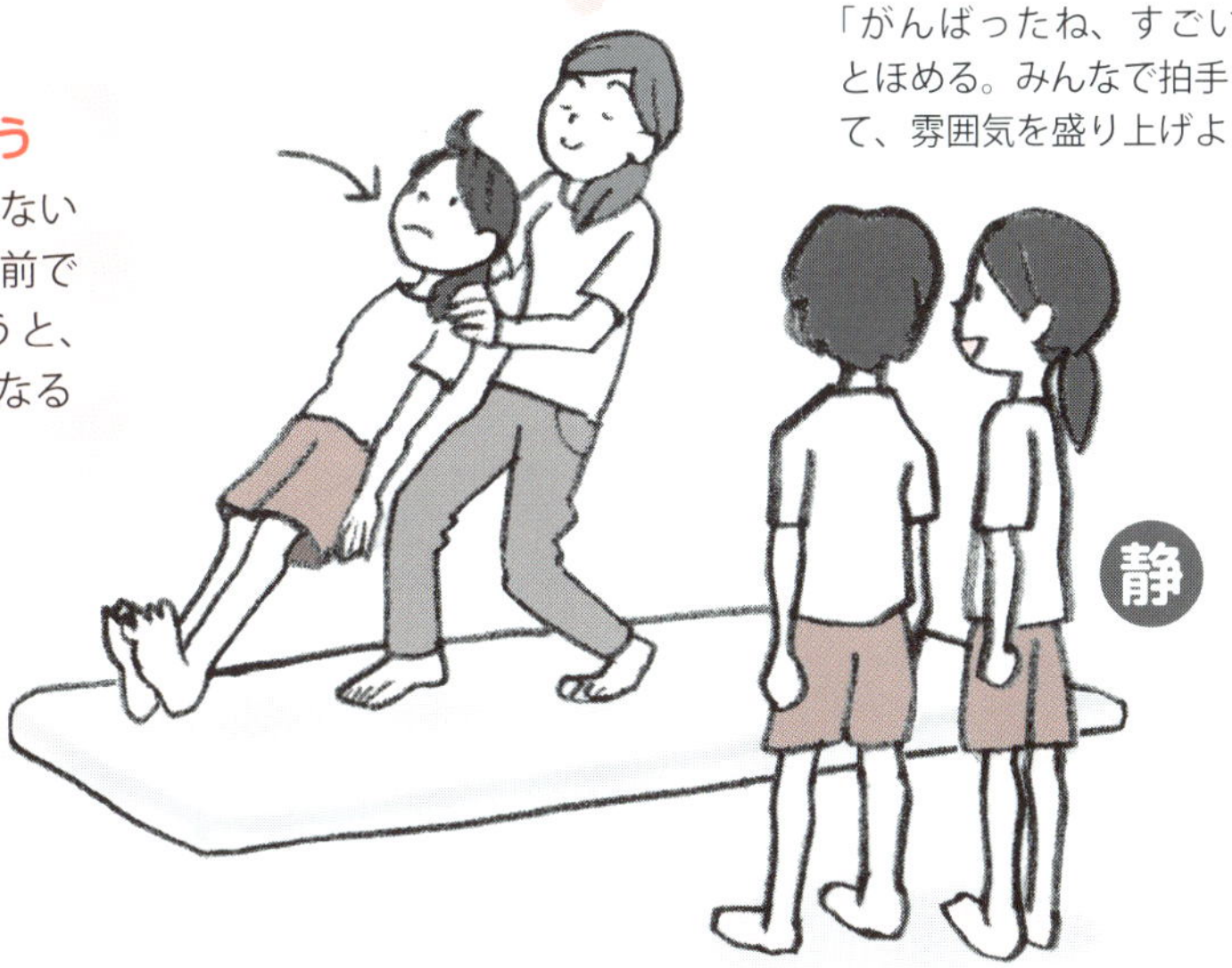

引っ込みがちの子どもを登場させても

ふだん引っ込みがちな子どもは、緊張が強いとも考えられる。ピタッと動きを止めるような運動遊びが得意なことが多い

「瞬間移動」で盛り上げる

やり方を説明している大人と同じ服装をした大人をもう一人、ベランダなどの少し離れた場所に配置します。「今日はみなに忍術を見せよう。瞬間移動の術だ」と言って技を披露します。タネはバレバレでも、おおいにウケます。

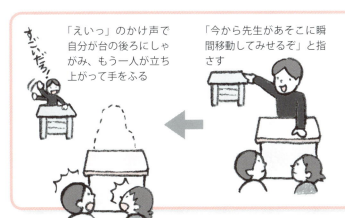

「今から先生があそこに瞬間移動してみせるぞ」と指さす

「えいっ」のかけ声で自分が台の後ろにしゃがみ、もう一人が立ち上がって手をふる

ワナがいっぱいのからくり城へ潜入だ

いよいよ敵のからくり城へ潜り込みます。楽しい忍法や集中力が必要な忍法で、しかけや見張りの目をくぐり抜けましょう。

忍法❻ 毒の縄をよけろ

固有感覚　抑制力　集中力　判断力

２本のライン内に子ども２～３人が横一列に並ぶ。大人は長縄を持って、子どもの足元をすくうように、前から後ろへ走り抜ける。子どもは縄にふれないように跳ぶ。跳ぶ前も着地するときも、ラインから出ないように、その場でジャンプ。

術の極意
毒をたっぷり塗られたワナが、足をすくいにくる。ふれないように跳んでよけよう。

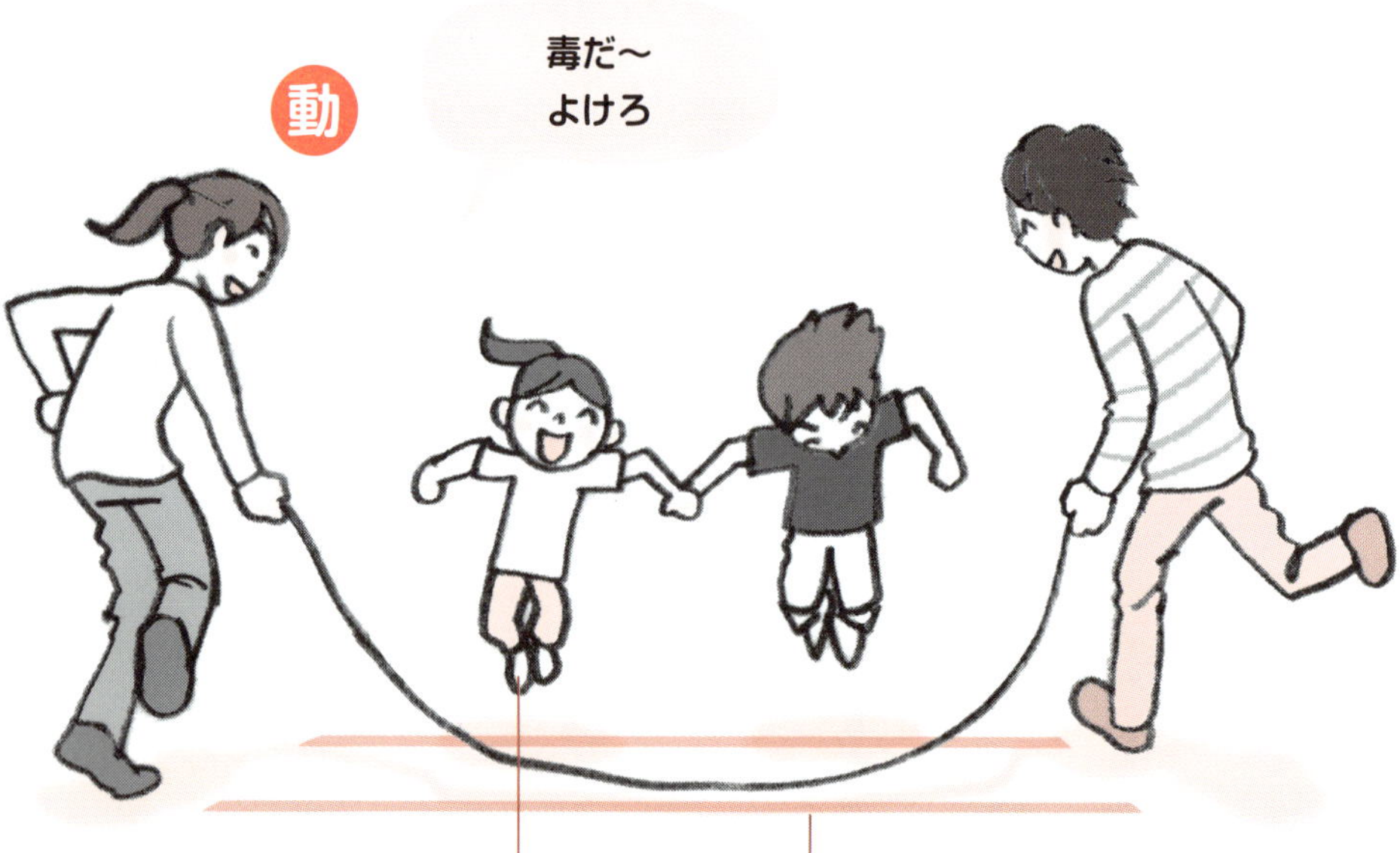

縄の動きをよく見て、両足をそろえて跳ぶ

間隔が 25cm ほどのラインを
２本ビニールテープでひく

忍法❼ 石になる術

固有感覚　平衡感覚　支える力　抑制力

「ダルマさんが転んだ」の鬼が複数いるバージョン。大人２～４人は、それぞれ離れたところに立ち、ランダムに１人ずつ「敵の忍者みつけた」と言って振り返る。子どもはそのとき声を出している大人に向かって移動し、大人が振り向いたときには静止する。動物の歩き方でやってみてもいい。ただし、座ったり寝たりしておこなうと危険なので、必ず立っておこなうのがルール。

術の極意
敵が突然振り返ったときに、固まって石に変身するイメージで。

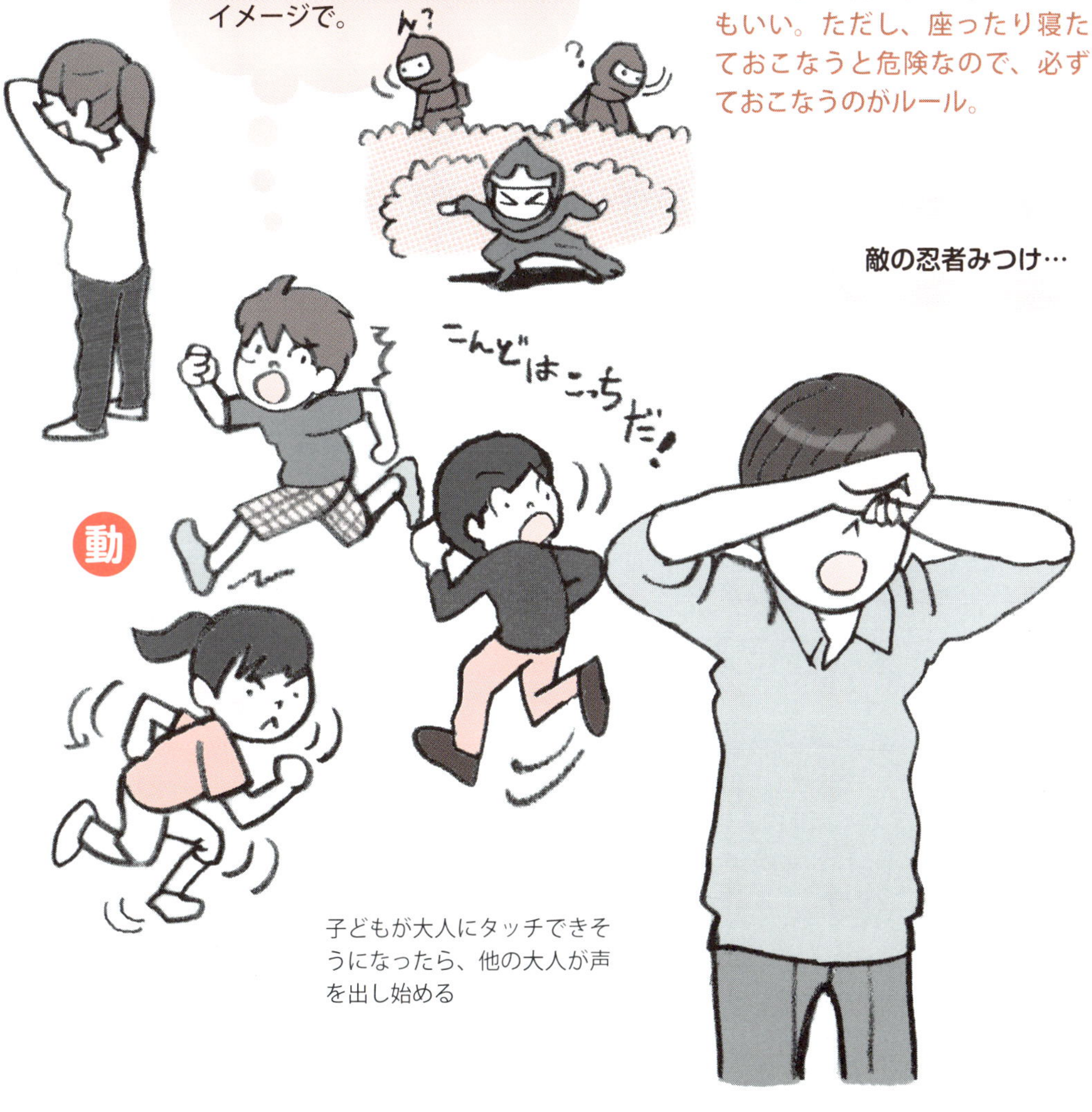

子どもが大人にタッチできそうになったら、他の大人が声を出し始める

ワナがいっぱいのからくり城へ潜入だ

忍法❽ 投網《とあみ》かわし

固有感覚　視覚　社会性

２枚組のティッシュを１枚にはがし、上に向かって投げる。ティッシュが床に落ちないようにうちわであおぐ。うちわがない場合は、折った新聞紙など、あおげるものを使う。数人ならどこのチームが、個人なら誰が、一番長く浮かせていられるかを競う。

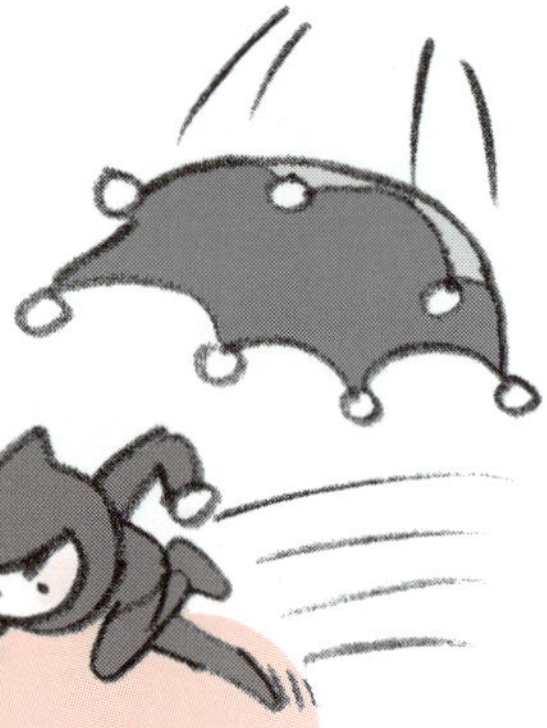

術の極意

子ども忍者を捕まえるための網が降ってくるのを、かわすつもりであおぐ。

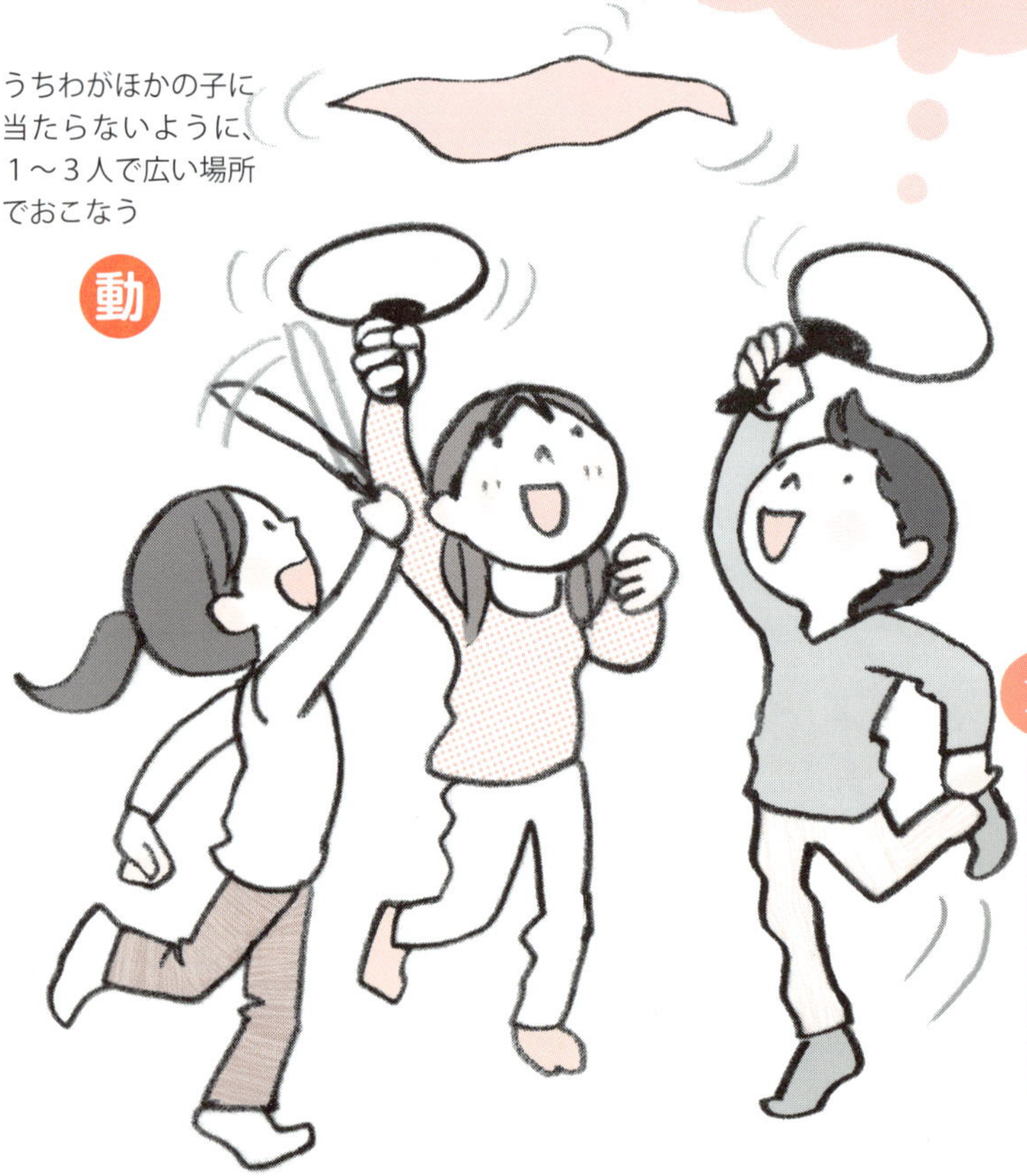

うちわがほかの子に当たらないように、１～３人で広い場所でおこなう

動

バタバタあおぐよりも、ゆっくり大きくあおぐほうが浮きやすい

アレンジ

口で吹いても OK

１人で遊ぶときは、うちわではなく口で吹いて浮かせてもいい。数人で１枚を浮かせる場合は、ぶつかる危険があるのでうちわを使うルールで。

忍法❾ 疾風走り抜け

固有感覚　リズム感　社会性

大人が大縄をゆっくり回し、タイミングを見計らって子どもが走り抜ける。縄が目の前を通過したら、その縄を追うように走り抜ける。はじめのうちは、タイミングを計りやすいように声かけをするといい。慣れたら、友だちと手をつないで一緒に走り抜けても◎。社会性やコミュニケーション力が身につく。

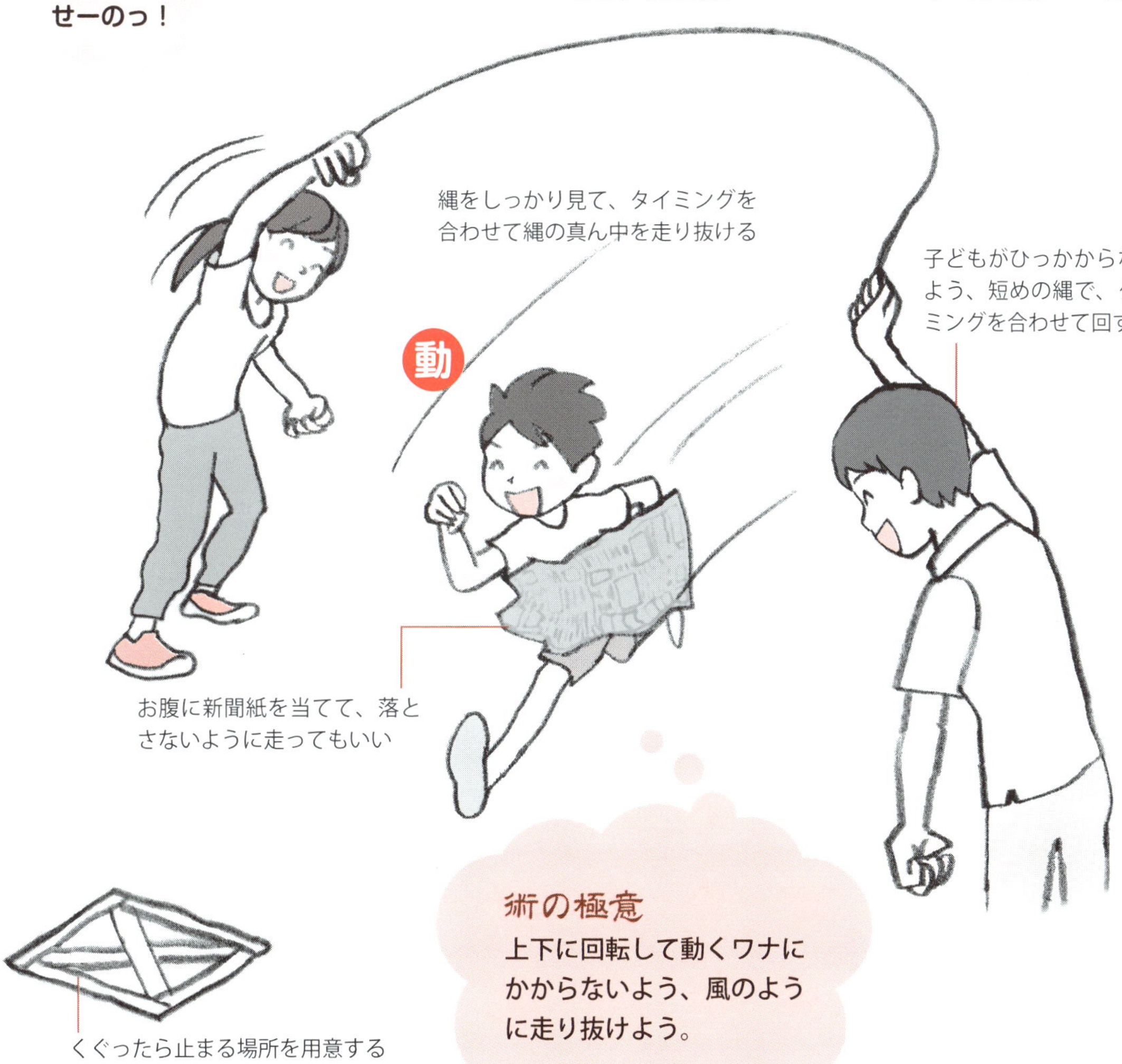
せーのっ！
縄をしっかり見て、タイミングを合わせて縄の真ん中を走り抜ける
子どもがひっかからないよう、短めの縄で、タイミングを合わせて回す
動
お腹に新聞紙を当てて、落とさないように走ってもいい
くぐったら止まる場所を用意する

術の極意
上下に回転して動くワナにかからないよう、風のように走り抜けよう。

ワナがいっぱいのからくり城へ潜入だ

忍法⑩ 水蜘蛛《みずぐも》の術

固有感覚　平衡感覚　ぶら下がる力

床の上にしゃがみ、固定してある縄をつかむ。子どもは腕の力で縄をたぐり寄せ、前へ進む。大人は縄を固定した跳び箱などにまたがり、ひっくり返らないようにする。

術の極意
忍者が道具を使って、水面をスイスイ歩く様子をイメージしてやってみよう。

動

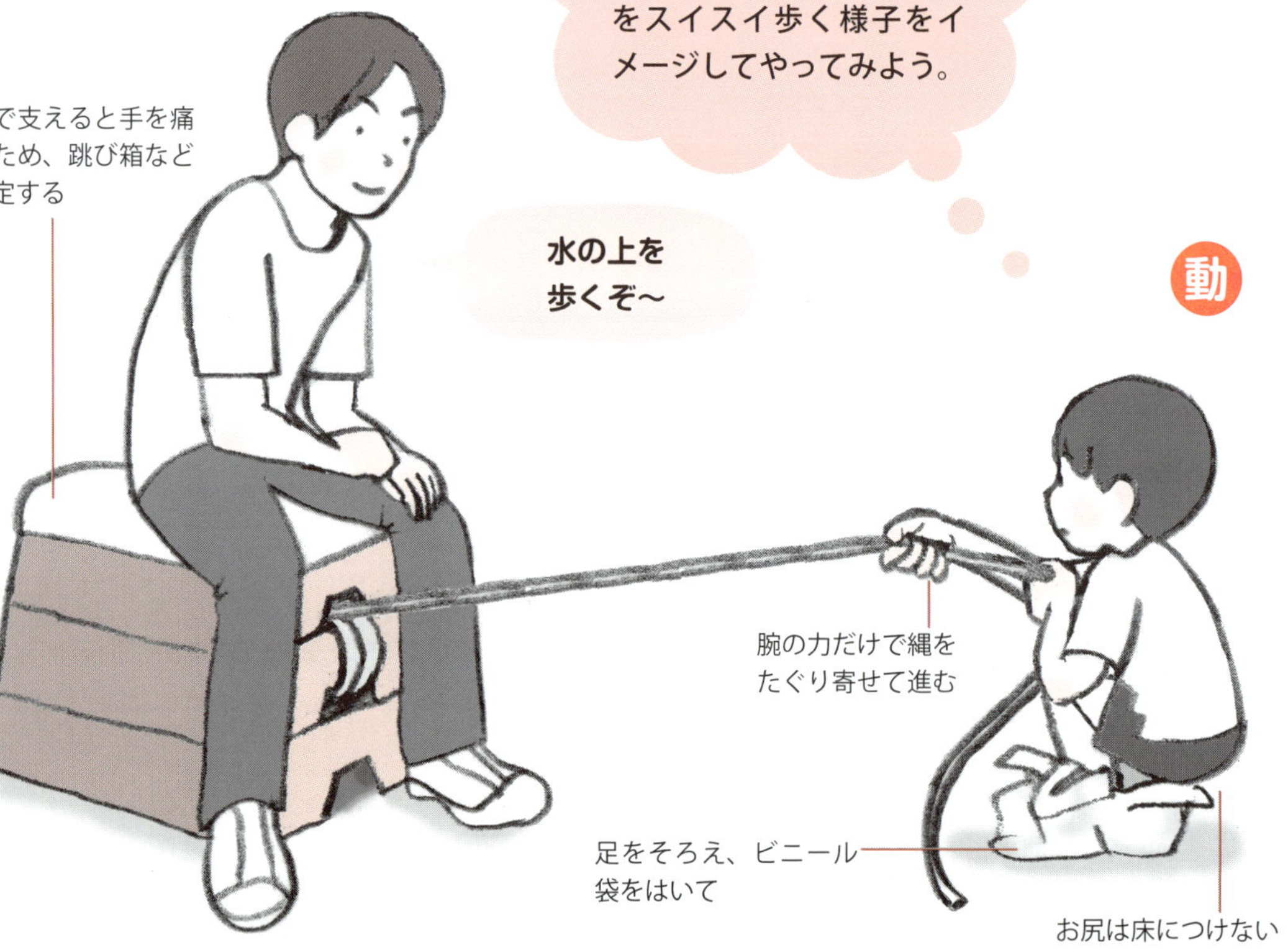
自力で支えると手を痛めるため、跳び箱などに固定する
水の上を歩くぞ〜
腕の力だけで縄をたぐり寄せて進む
足をそろえ、ビニール袋をはいて
お尻は床につけない

忍法⑪ 飛び石渡り

固有感覚　ジャンプ力　判断力

安価で買えるヨガマットを A4 サイズに切り、足場として床に配置する。目標を外さないようにしながら、足場の上をジャンプして移動する。

術の極意

池や川の飛び石を渡るように、足場をみつけては跳び移る姿を想像しよう。

足場が滑らないか確認

足場が滑るとケガにつながる恐れも。普通の紙は滑るので使用しない。必ず運動遊びを始める前に、足場が滑らないかの確認を。

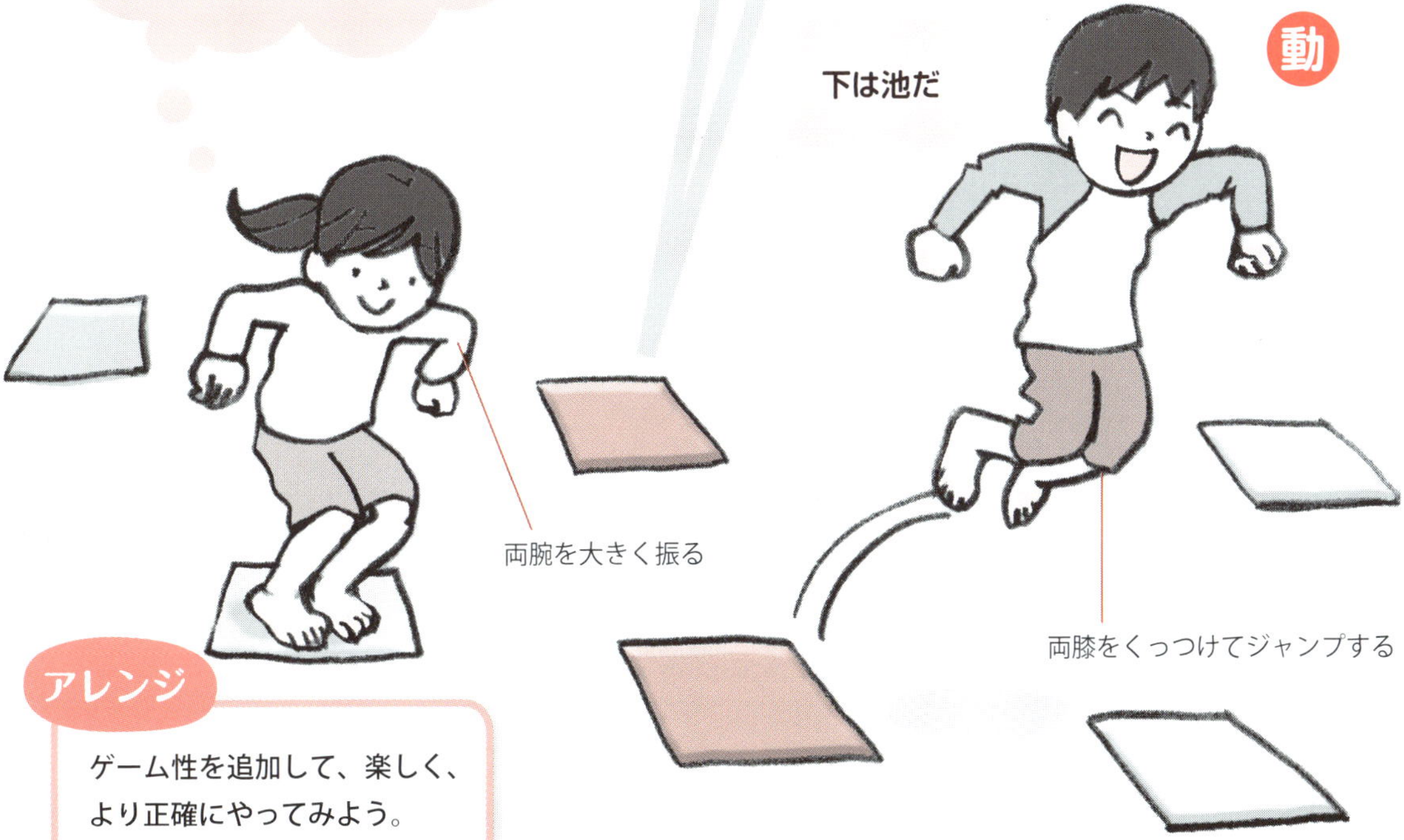
動
下は池だ
両腕を大きく振る
両膝をくっつけてジャンプする

アレンジ

ゲーム性を追加して、楽しく、より正確にやってみよう。

- 音を立てずに着地
- 指定された色のみに乗る

忍法⑫ 回転忍び着地

平衡感覚 固有感覚 ぶら下がる力 抑制力

術の極意
木の枝で回転してぶら下がり、音を立てずに着地しよう。

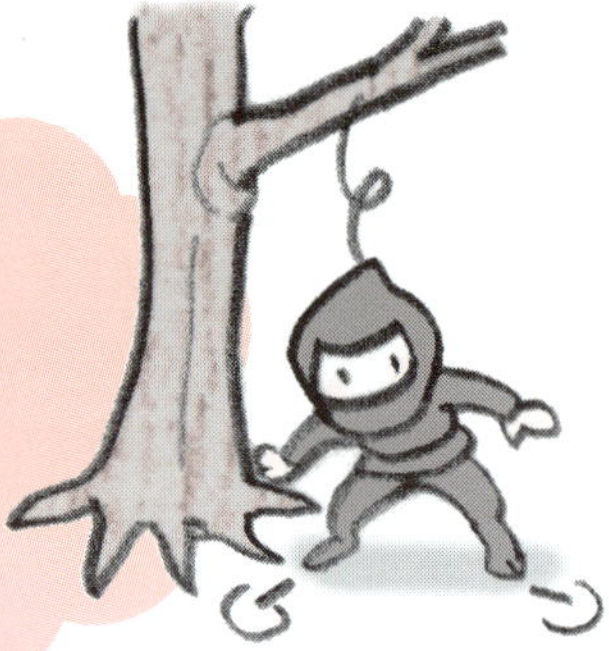

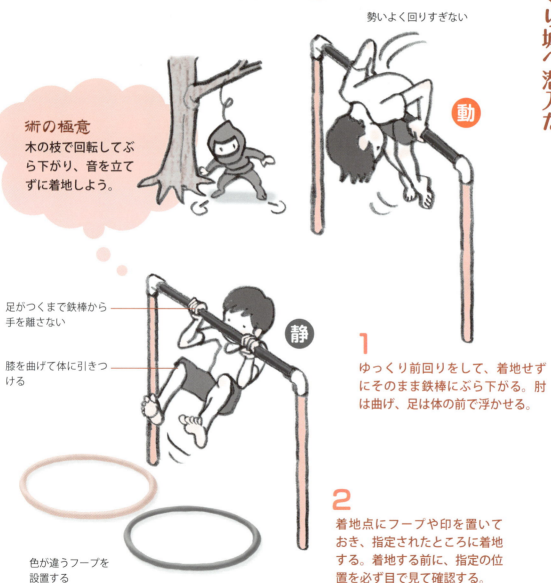

勢いよく回りすぎない

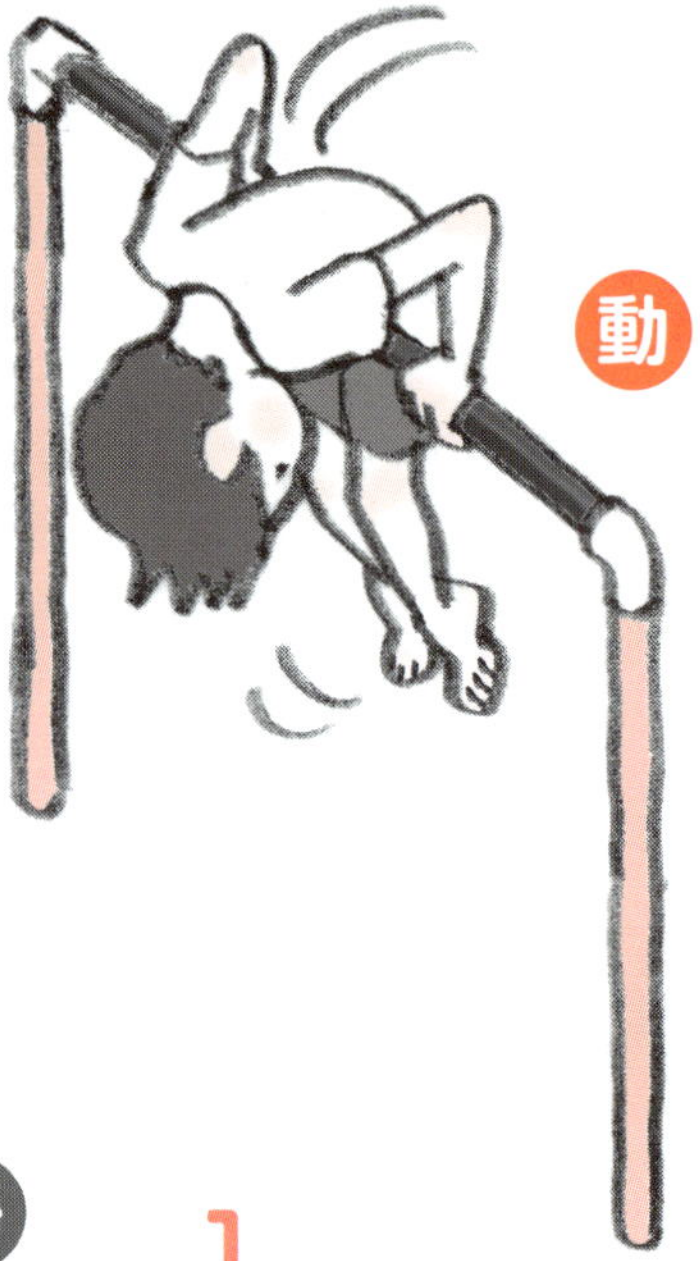

足がつくまで鉄棒から手を離さない

膝を曲げて体に引きつける

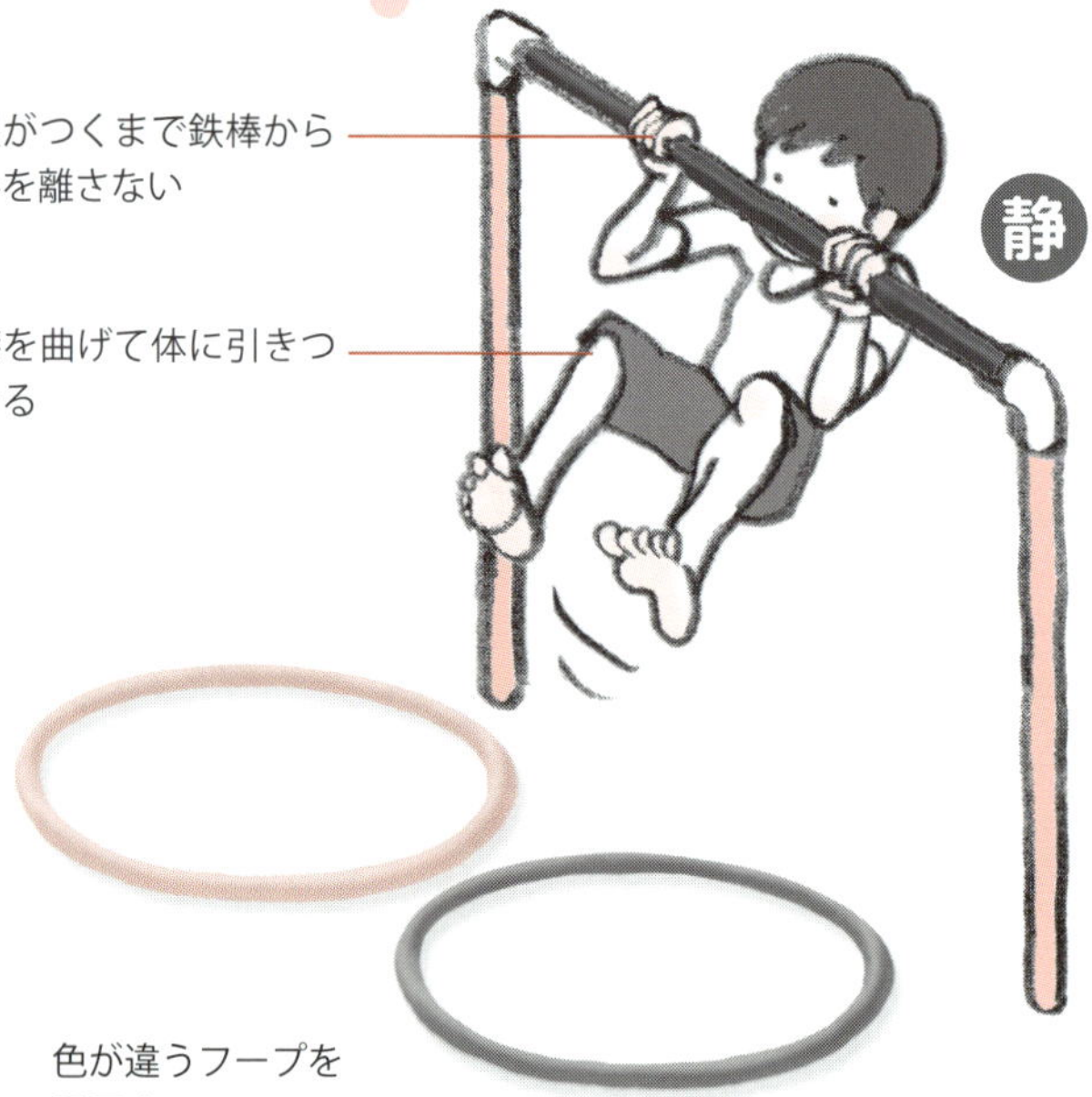

色が違うフープを設置する

1

ゆっくり前回りをして、着地せずにそのまま鉄棒にぶら下がる。肘は曲げ、足は体の前で浮かせる。

2

着地点にフープや印を置いておき、指定されたところに着地する。着地する前に、指定の位置を必ず目で見て確認する。

忍法⑬ 壁破りの術

固有感覚　触覚　集中力

新聞紙１枚を２人で広げて持つ。もう１人は、手の指をまっすぐにそろえ、新聞紙を上からチョップして破る。新聞紙が２枚に破けたら、２枚を重ねてはじめと同じように２人で持ち、もう一度チョップで破る。これをできるところまでくり返す。

術の極意
からくり城の中には、隠し部屋や隠し通路も。偽物の壁を見定め、破って潜入しよう。

動

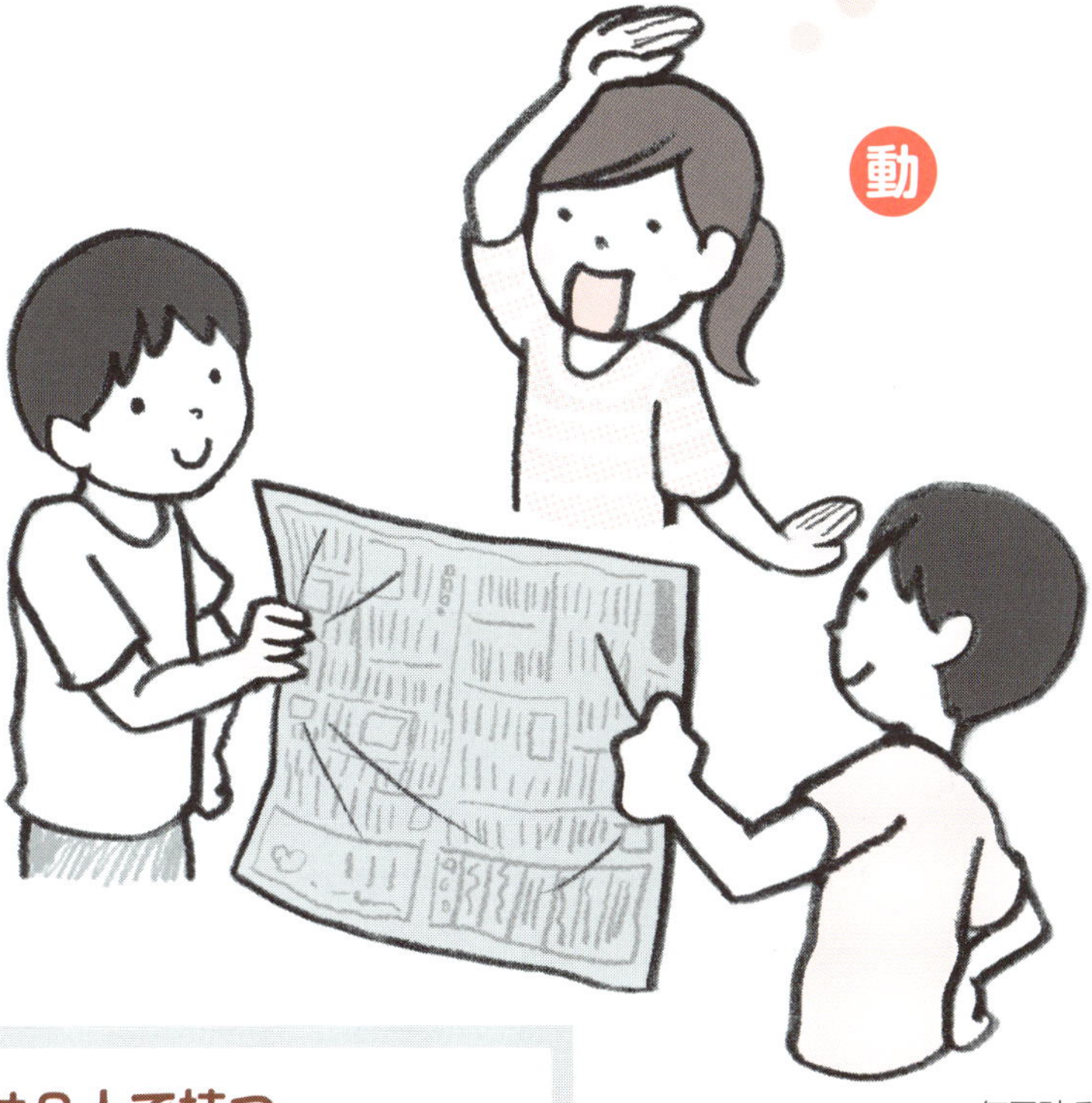

何回破ることができたか、回数を競っても面白い

! 新聞紙は２人で持つ

新聞紙を持つ人が１人だと、破る人のチョップが当たってしまう危険がある。必ず２人で持ち、体は新聞紙の外側にする。

4 作戦会議

仲間と作戦を立てて再チャレンジだ

作戦会議と称して子どもたちを集めます。今までにおこなった運動遊びの動きを確認したり、次の運動遊びのやり方やルールを説明します。

作戦を確認

協調性　社会性

仲間と楽しく運動遊びができたかどうか、みんなで話し合う。「ルールが守れなかった」「もっとじょうずに跳べたかも」など、できなかったことは、次の運動遊びで再チャレンジしよう。

師匠の極意

よく説明しておかないと事故のもと。子ども忍者にレベルの高い忍法を授けるイメージで。

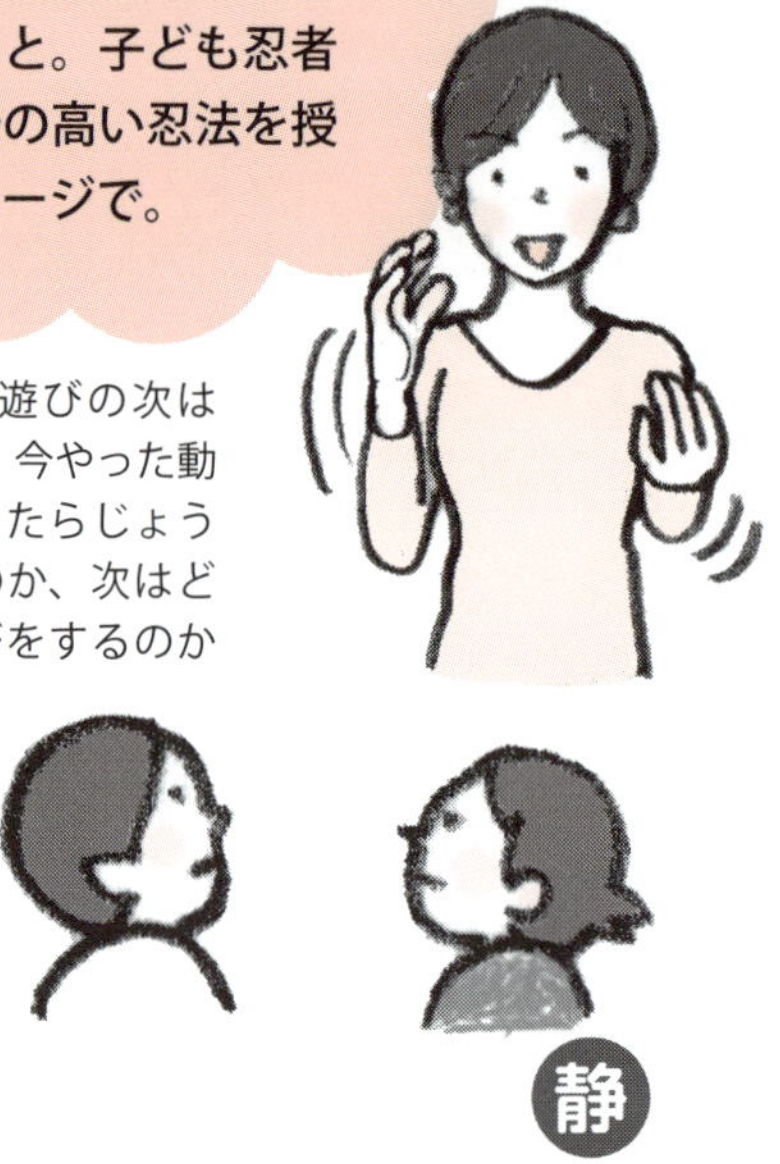

「動」の運動遊びの次は「静」の集中。今やった動きはどうやったらじょうずにできるのか、次はどんな運動遊びをするのかを説明する

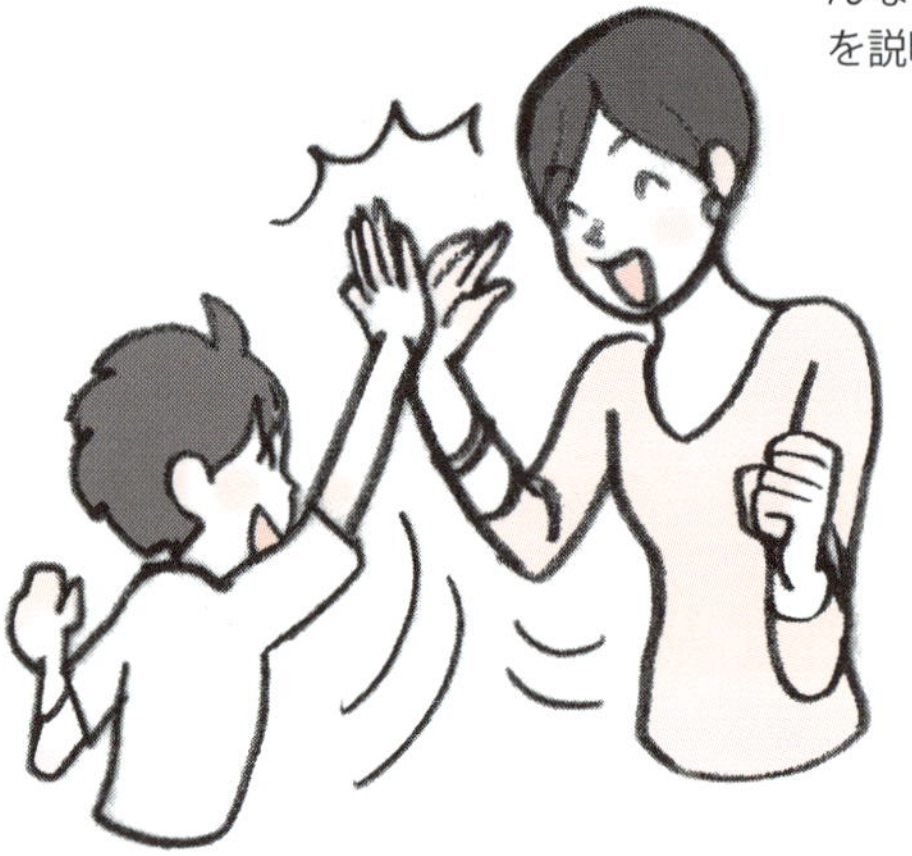

ほめるのも反省のうち。「その調子、もう少しでできそうだね」とハイタッチで盛り上げよう

ひと休みして次につなげる

ここまで運動遊びをおこなってきて、うまくできなかったり、ルールを守れなかったりしたことがあったでしょう。子どもたちを集め、「作戦会議」として反省や再確認をします。興奮をしずめ、ひと休みする意味もあります。

2のルール説明（32ページ参照）と同じような演出をおこなってもかまいません。

運動遊びの反省をするうえで注意したいのは、子どものやる気を失わせないことです。命令形や否定的な言い方をしないよう気をつけてください。じょうずにできたところや、がんばっているところに注目してほめましょう。

忍のポーズ

集中力 **抑制力** **落ち着き**

忍者には集中力が必要。もっとも「静」になるのはこの「印を結ぶ」ポーズ。手を組み、深呼吸をすれば、気持ちが落ち着いてくる。

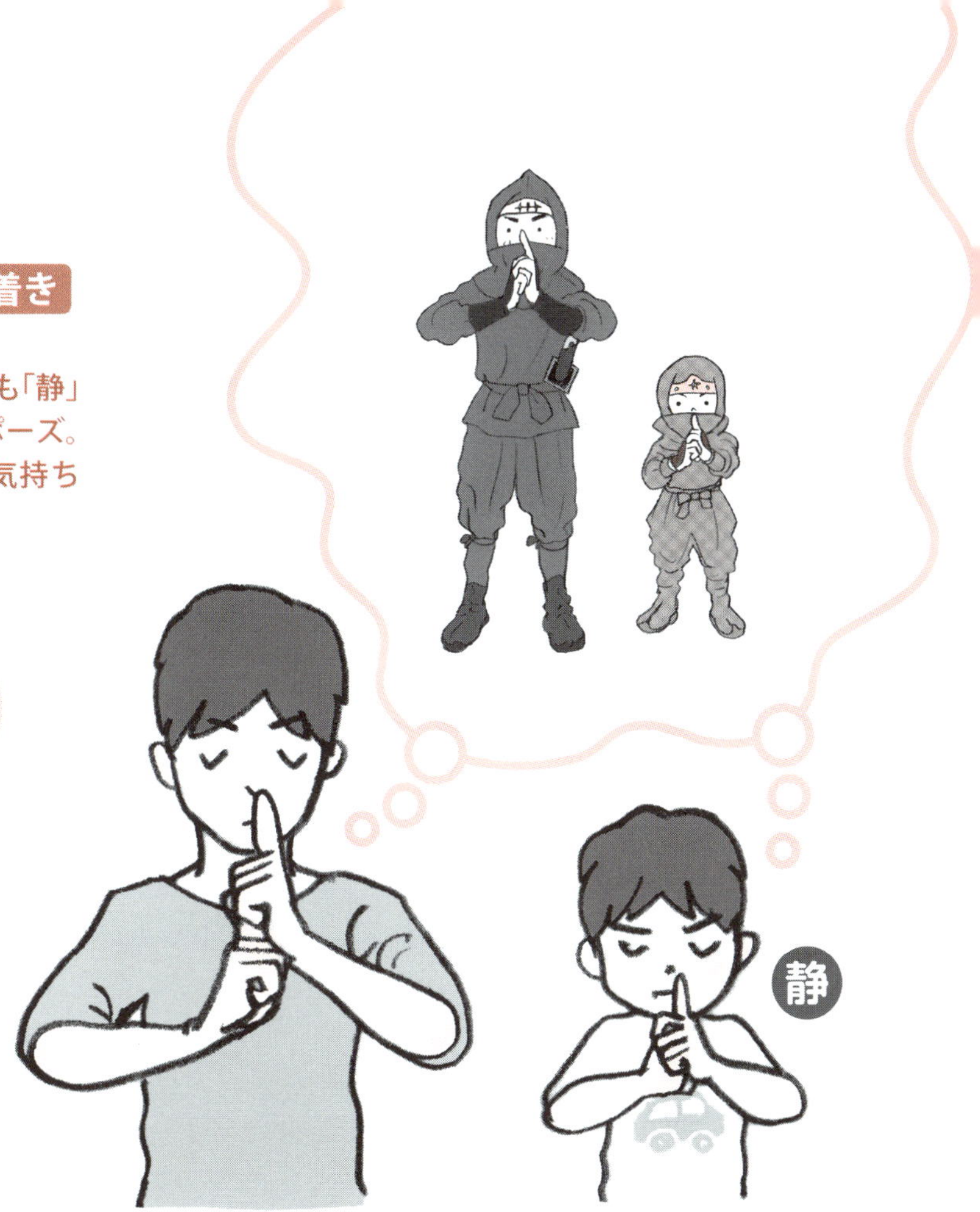

師匠の極意

忍者が忍法をおこなうときに呪文をとなえるイメージで。

両手を組み、人差し指を立てる。目を閉じて呪文をとなえる。呪文の代わりとして、10までゆっくり数えてもいい

意欲を引き出す言葉かけを

「作戦会議」のときだけでなく、ふだんから子どもの意欲を引き出すような言葉かけをしましょう。

まず、子どもを認め、ほめることはもちろんですが、指示を一貫させることも大切です。ルールを破ったら、大目にみたり許したりしないでください。昨日よかったことが今日ダメでは、混乱します。

注意が必要なときには、つい否定的に言いがちですが、肯定的な言葉かけを心がけます。また、命令形は避けます。例えば以下のような言い方をしましょう。

●散らかっていたら……

×散らかさないで！

○片付けましょう

●子どもたちを集めるとき……

×集まりなさい

○集まりましょう

○集まろう！

ただし、危険がある場合には強い表現を使います。

○おしまいです

対決！敵の攻撃をかわそう

敵にみつかったので、忍法で対決です。攻撃をかわして、仲間を守りましょう。相手の動きに合わせることで、社会性も養われます。

忍法⑭ 爆弾を入れるな

触覚　固有感覚　社会性

術の極意
仲間を守るため、投げ込まれた爆弾を自分の陣地から出して、敵のほうへ入れてしまおう。

1

新聞紙をグシャグシャに丸め、ビニール袋に詰めて口を結んで爆弾にする。床にラインを２本ひき、２チームに分かれて、自分の陣地からビニール袋の爆弾を出し、相手の陣地に入れる。

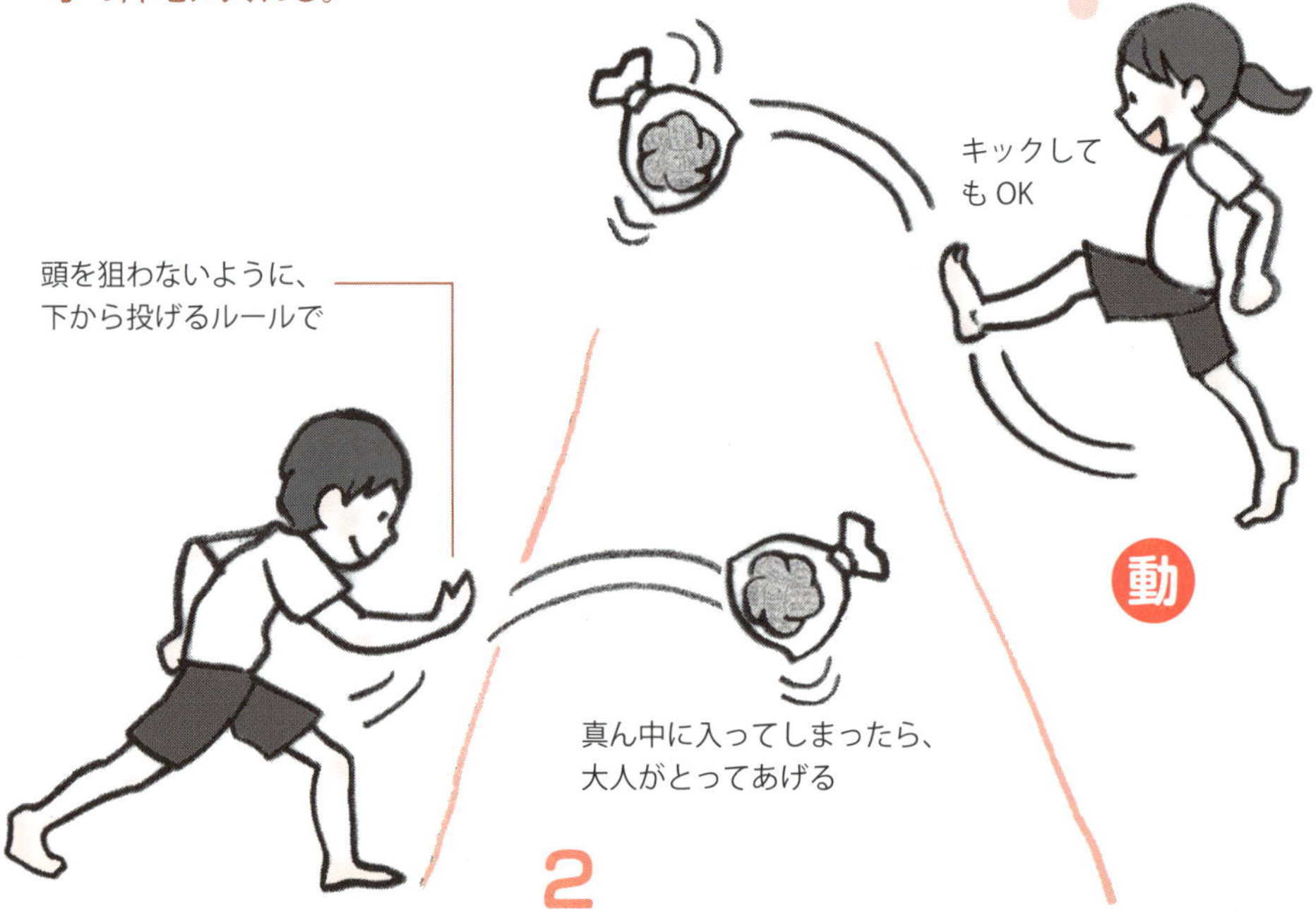
キックしても OK
頭を狙わないように、下から投げるルールで
真ん中に入ってしまったら、大人がとってあげる
動

2

慣れてきたら遠くにとばすようにすると、取りに行く必要が出て難しくできる。白熱しやすいため、危険なことやルール違反があったときには、大人が介入する。最後は、大人が10秒をカウントダウンして終わらせる。60～120秒を１セットとしてくり返しおこなう。

忍法⑮ 氷溶かしの術

固有感覚　社会性　集中力

鬼を「敵の忍者」と設定し、氷鬼をスキップや両足ジャンプで行う。始める前に、必ずルールの確認をする。ぶつからないように広い場所でおこなうが、逃げられる範囲をあらかじめ決めておく。

術の極意
敵の監視の目を盗んで、つかまった仲間を助けよう。

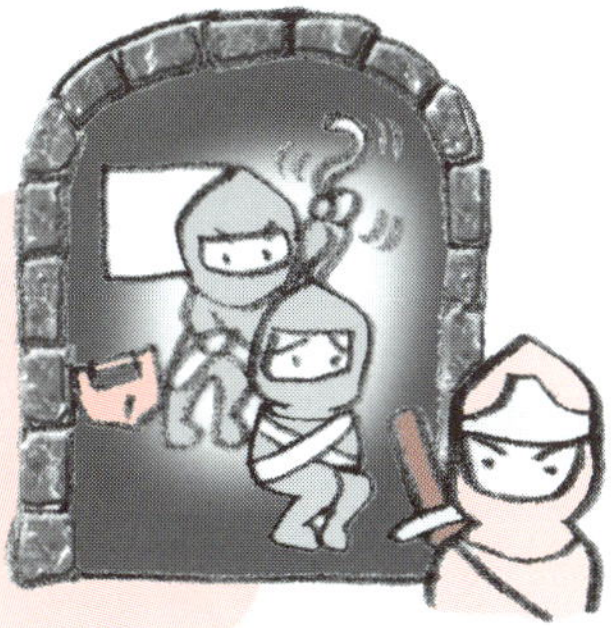

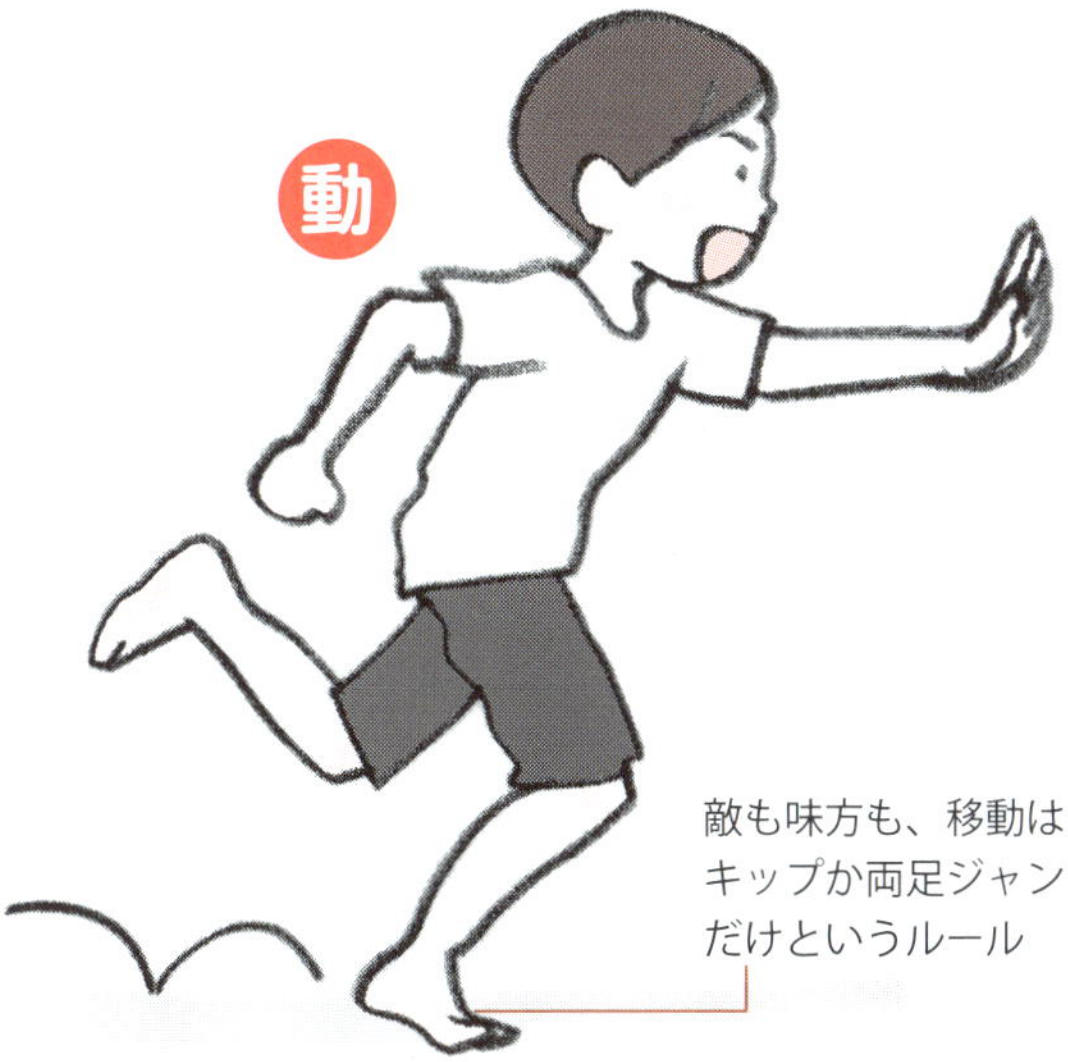

敵も味方も、移動はスキップか両足ジャンプだけというルール

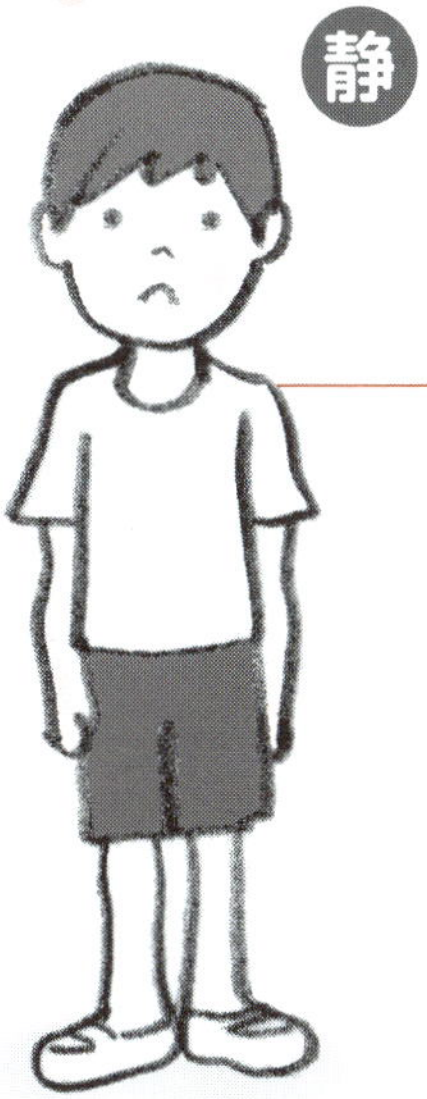

鬼にタッチされると氷のようにかたまってしまう。味方にタッチしてもらうと氷がとけて動けるようになる

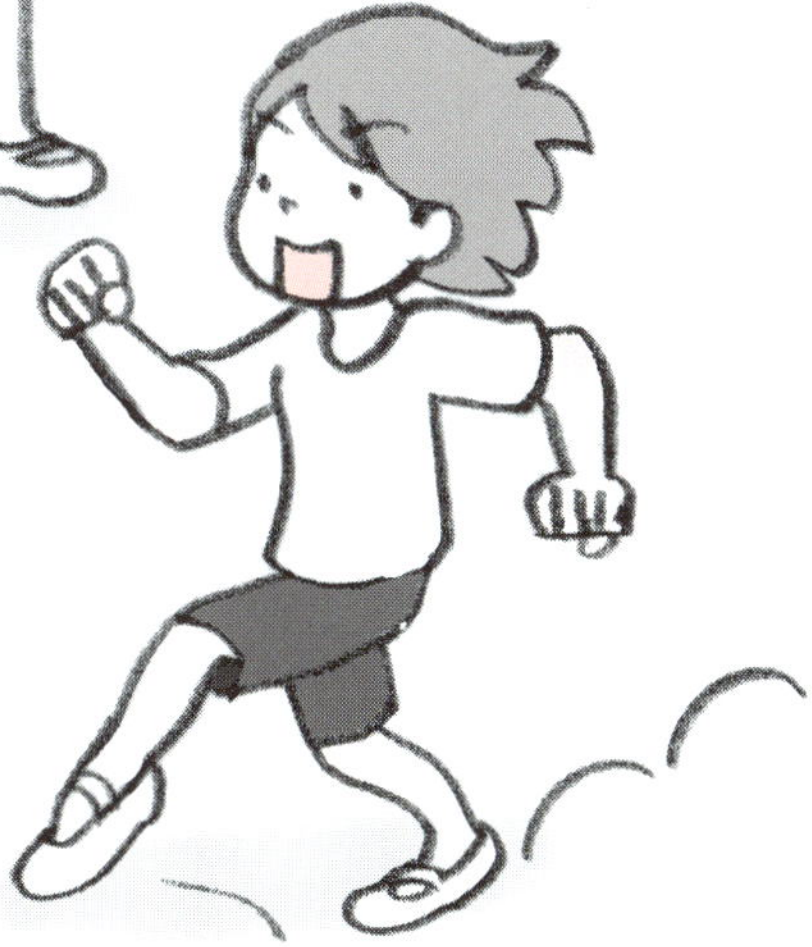

ポイント

走ったらタッチされたのと同じ

ルールを守るのもこの遊びの目的の一つ。ケガにつながるので、逃げる人も追う人も、絶対に走らない。「走ったらタッチされたのと同じ」というルールをつくっても◎。

対決！敵の攻撃をかわそう

忍法⑯ しかけ返し

平衡感覚　ジャンプ力
リズム感　社会性

1

ロープやテープで床に円をつくり、中にマーカーコーン*を裏表ランダムに置く。２チーム（表を裏にするチーム、裏を表にするチーム）にわかれる。

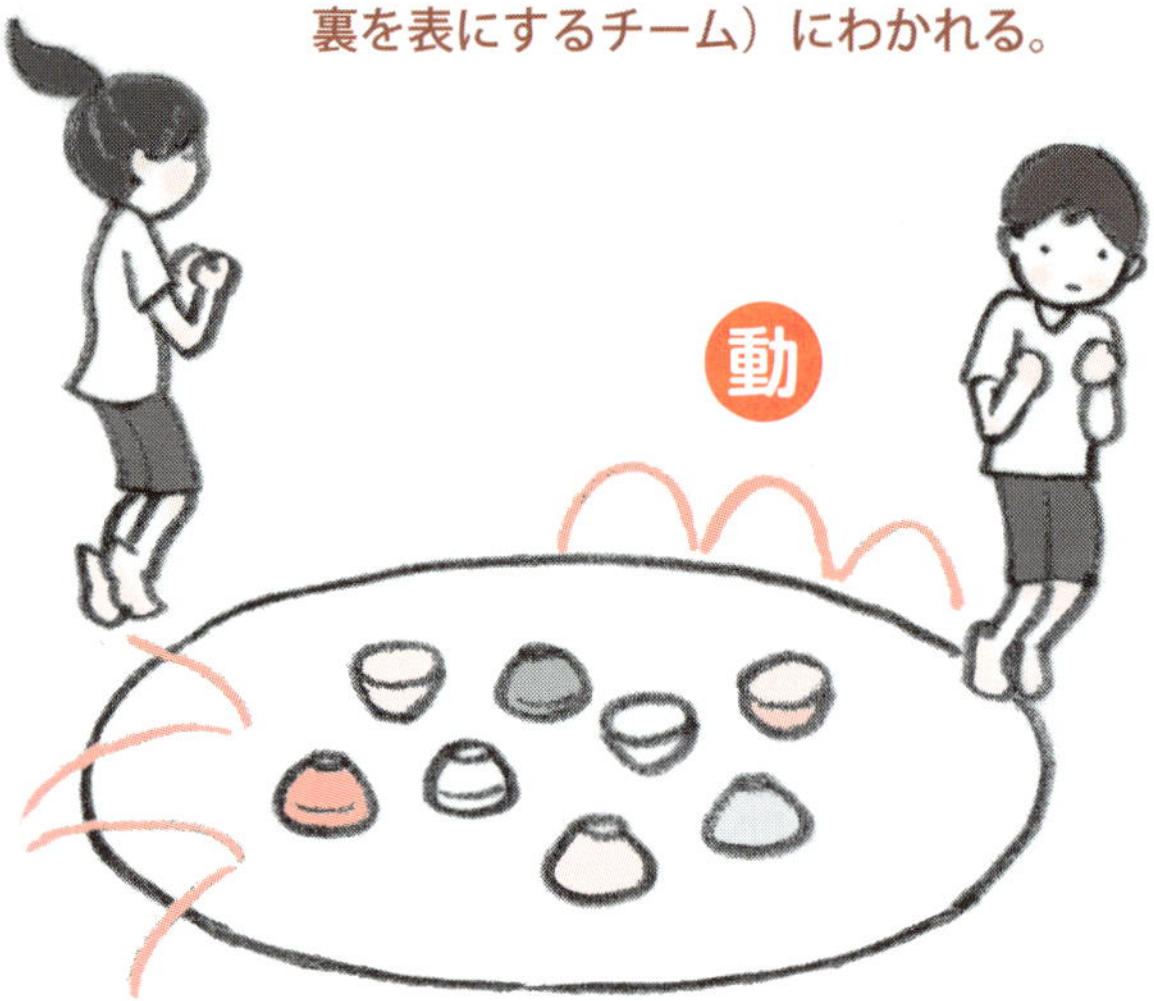

2

「天国と地獄」のように、アップテンポで切り替わる箇所がわかりやすい曲をかける。曲に合わせて線の上をジャンプしながら時計回りに回る。

慣れてきたら、素早くジグザグにジャンプしてもいい

3

大人が「よーい、スタート！」と言ったら、円の中に入ってマーカーコーンをひっくり返す。２チームで競争する。子どもは、自分がひっくり返した数を覚えておく。

術の極意

追いかけてくる敵から逃げ続け、道中でお互いにワナをしかけ合う様子を想像してみよう。

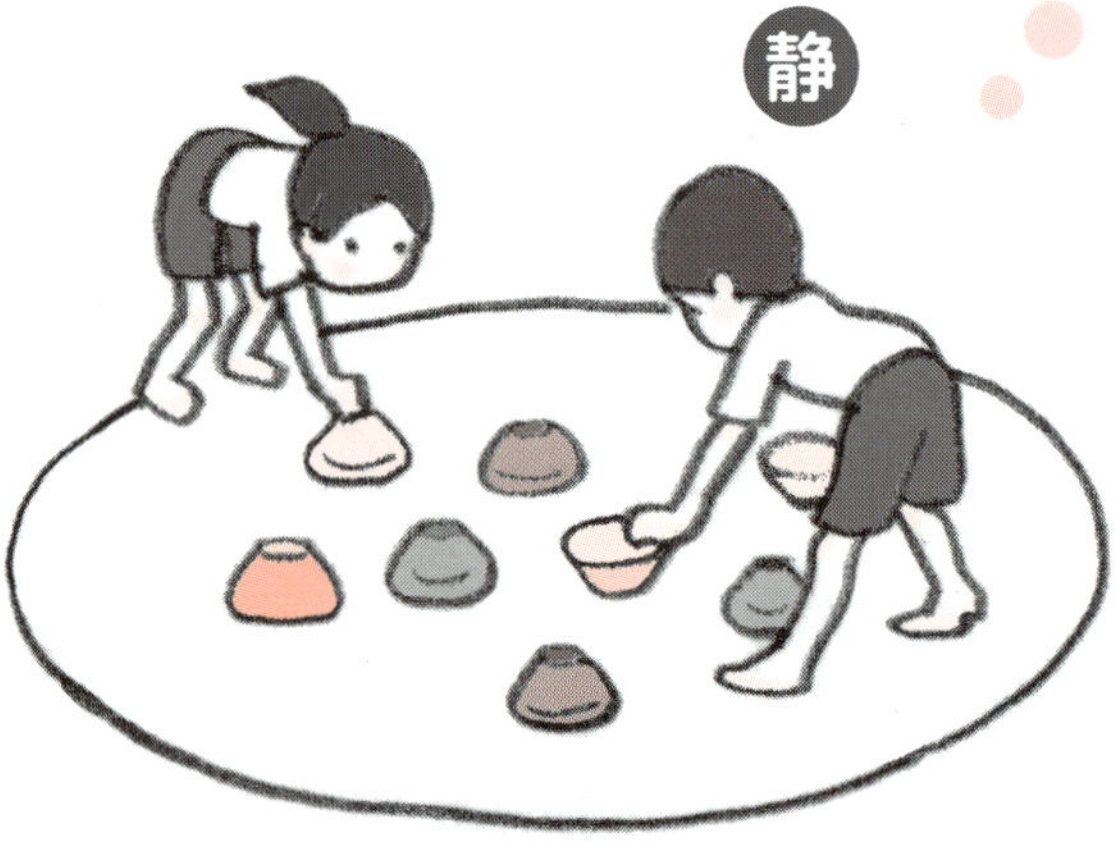

4

大人が合図をしたら、再び線の上をジャンプして回り、曲に合わせて２と３をくり返す。曲が終わりに近づいたら大人は「撤収！」と合図。子どもは、曲が終わるまでにマーカーコーンをすべて集める。各自がひっくり返した数を発表する。

＊サッカーのドリブル練習などで、目印に使われることが多い。柔らかく軽い素材でできており、踏んだり蹴ったりしても割れにくい。安価で手に入る。右写真参照。

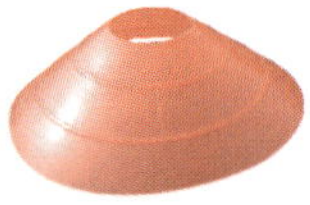

忍法⑰ 手裏剣よけ

平衡感覚　ジャンプ力　判断力　抑制力

静
鈴を持つ
膝のクッションをいかす

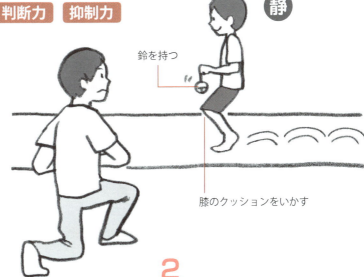

1

床にまっすぐなラインを２本ひき、子どもは鈴を持って、その間をジャンプで進む。鈴が鳴らないよう、静かに衝撃を吸収してジャンプする。大人はマーカーコーンを持って、鈴が鳴るのに備える。

2

鈴が鳴ってしまったら、大人は子どもの上部をねらってマーカーコーンを投げる。子どもはすぐにしゃがんでマーカーコーンをよける。

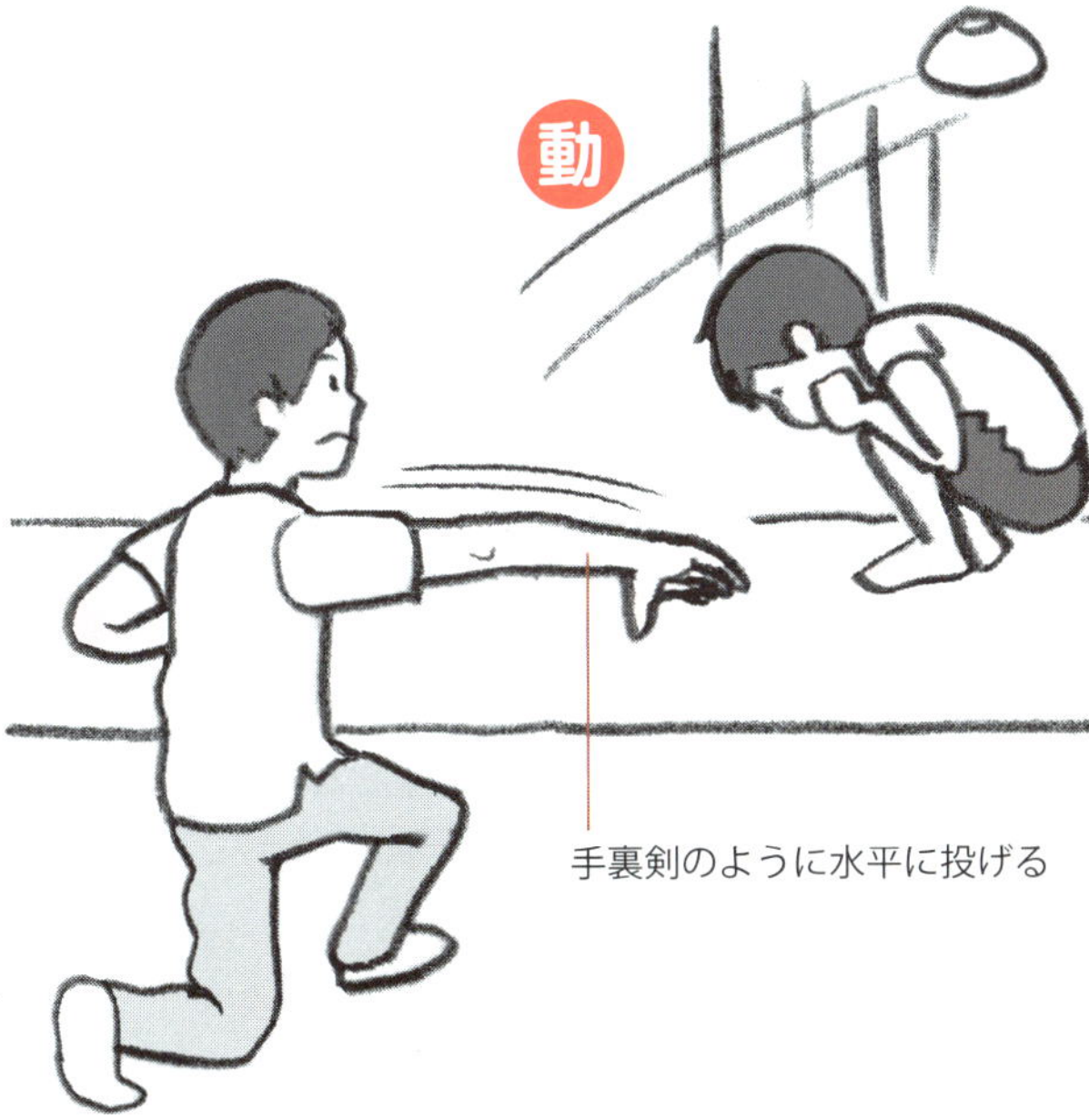
動
手裏剣のように水平に投げる

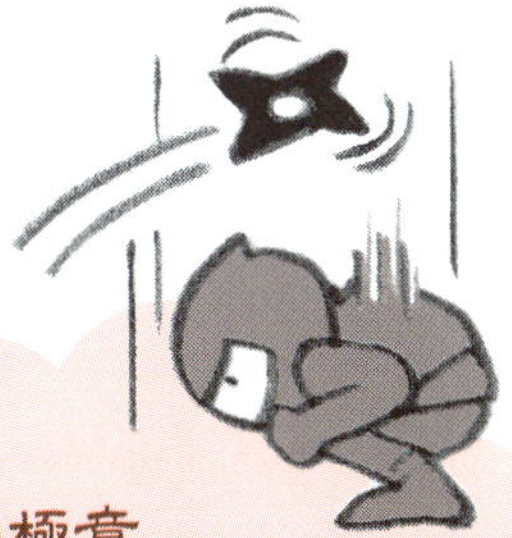

術の極意

敵の忍者が投げてきた手裏剣を、かっこよくよけるつもりでやってみよう。

対決！ 敵の攻撃をかわそう

忍法⑱ 敵忍者チーム崩し

平衡感覚　判断力　瞬発力　社会性

術の極意
日本の２大忍者の郷《さと》、伊賀と甲賀の忍者対決で、両者が一歩も譲らず、にらみ合っているイメージで。

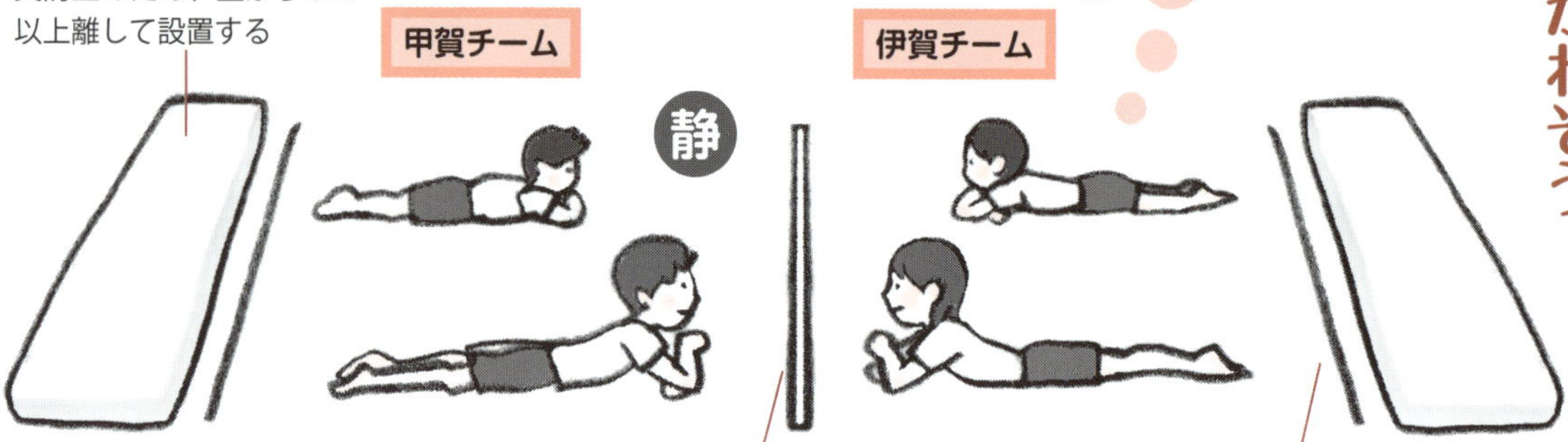
マットを各１枚しく。衝突防止のため、壁から５m以上離して設置する
甲賀チーム
伊賀チーム
静
センターラインをひく
センターラインから 10m のところにラインをひく。これより外側はセーフティーゾーン

1 センターラインをはさみ、「伊賀チーム」と「甲賀チーム」にわかれる。うつ伏せになり、大人が「が、が、伊賀」と言ったら、伊賀チームが甲賀チームを追いかけ、甲賀チームはセーフティーゾーンまで逃げる。

2 タッチできたら、その人を仲間にできる。どちらかが全滅したら仕切り直して最初からおこなう。

が、が、伊賀！

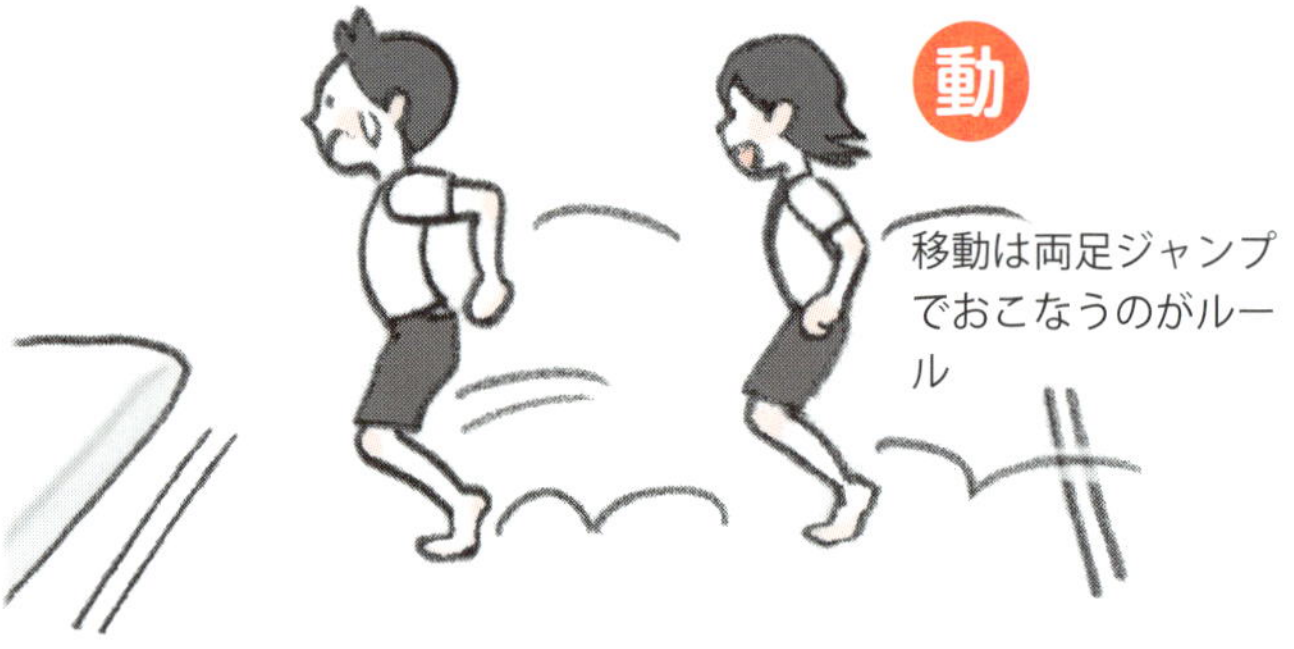
動
移動は両足ジャンプでおこなうのがルール

転倒予防をしっかりと

広い場所でおこない、転倒の多いセーフティーゾーンにはマットをしく。走らずに膝をそろえたジャンプで移動、タッチでつかまえるなど、ルールを守ることが大切。膝に紙をはさんで落とさないようにジャンプするというルールにしてもいい。

忍法⑲ 忍者刀かわし

平衡感覚 **視覚** **ジャンプ力** **判断力**

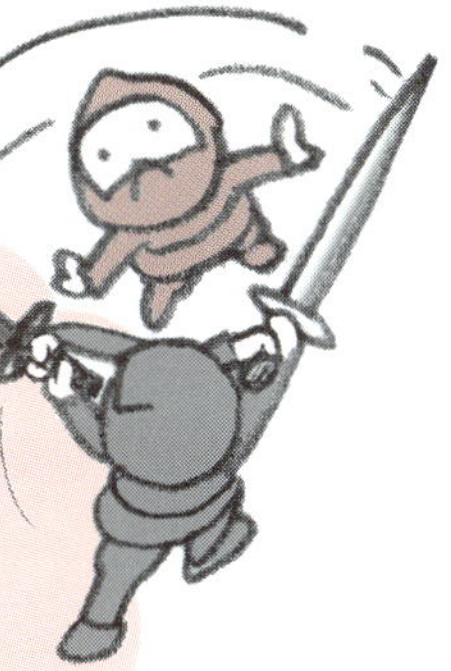

術の極意
巻物を守りながら、敵の忍者の刀をかわすイメージでやってみよう。

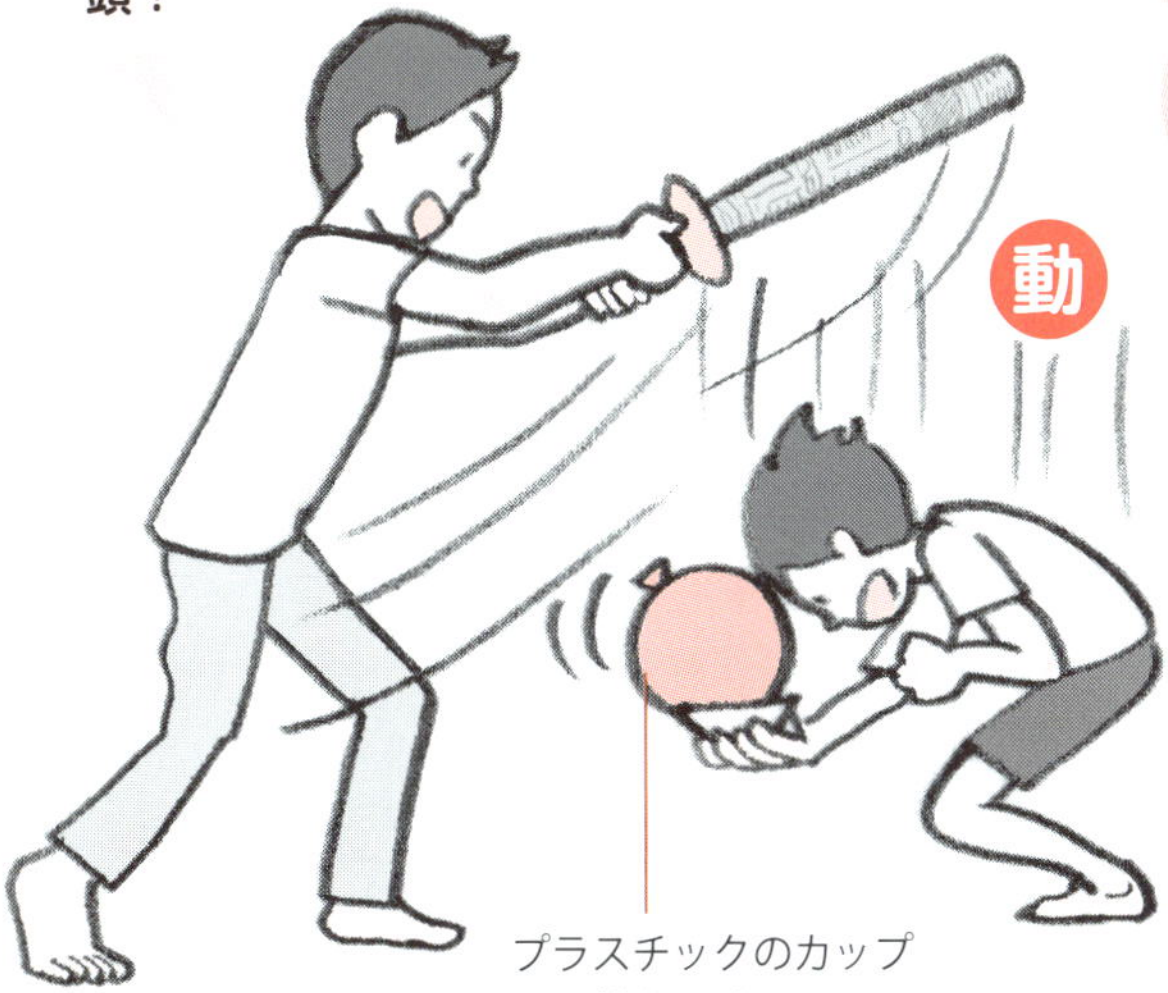
頭！
動
プラスチックのカップに風船をのせる

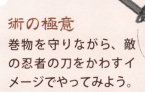

1 大人は大きな声で「頭！」と言いながら、子どもの頭上を忍者刀（→ P58）で切る。子どもはカップから風船を落とさないよう、気をつけながらしゃがむ。

2 大人が「足！」と言いながら子どもの足元を切ったら、子どもはぶつからないように跳ぶ。風船を落とさないように、しっかり見ることがポイント。

足！
動
新聞紙を丸めて刀をつくる

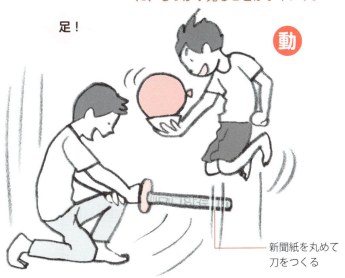

アレンジ

難しかったら……
- 小さめのボールを入れた紙コップを持つ

慣れてきたら……
- ２人で１つの風船を持って息を合わせておこなう

忍法⑳ 目くらまし伝言

平衡感覚　支える力　判断力

スタートとゴールにマットをしき、事前に決めた色のマーカーコーンをすべてタッチしながら、クマのポーズ（→ P26）で進む。

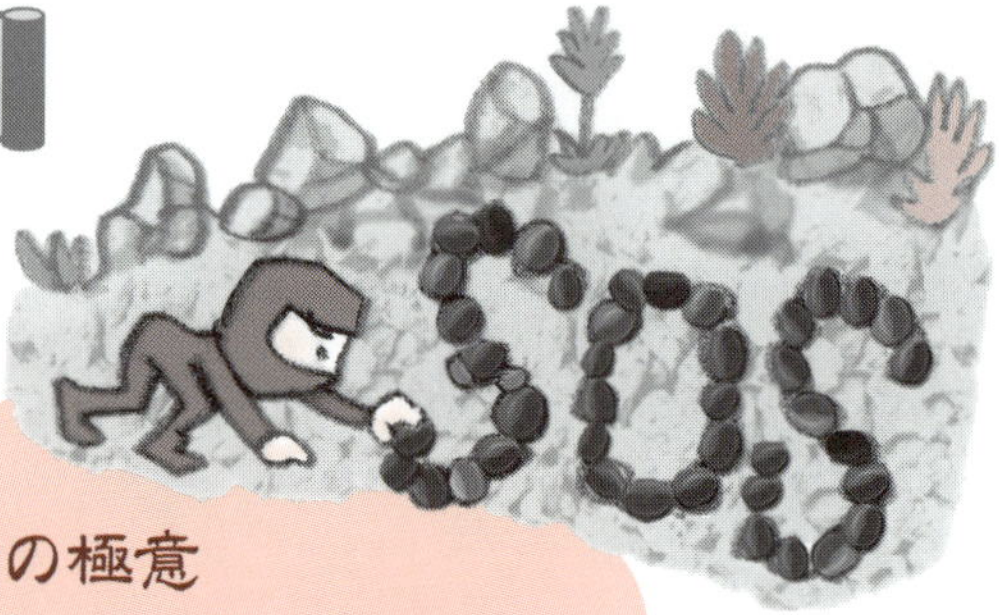

術の極意
動物の姿になって敵の目をあざむき、残された印から仲間の伝言を読みとろう。

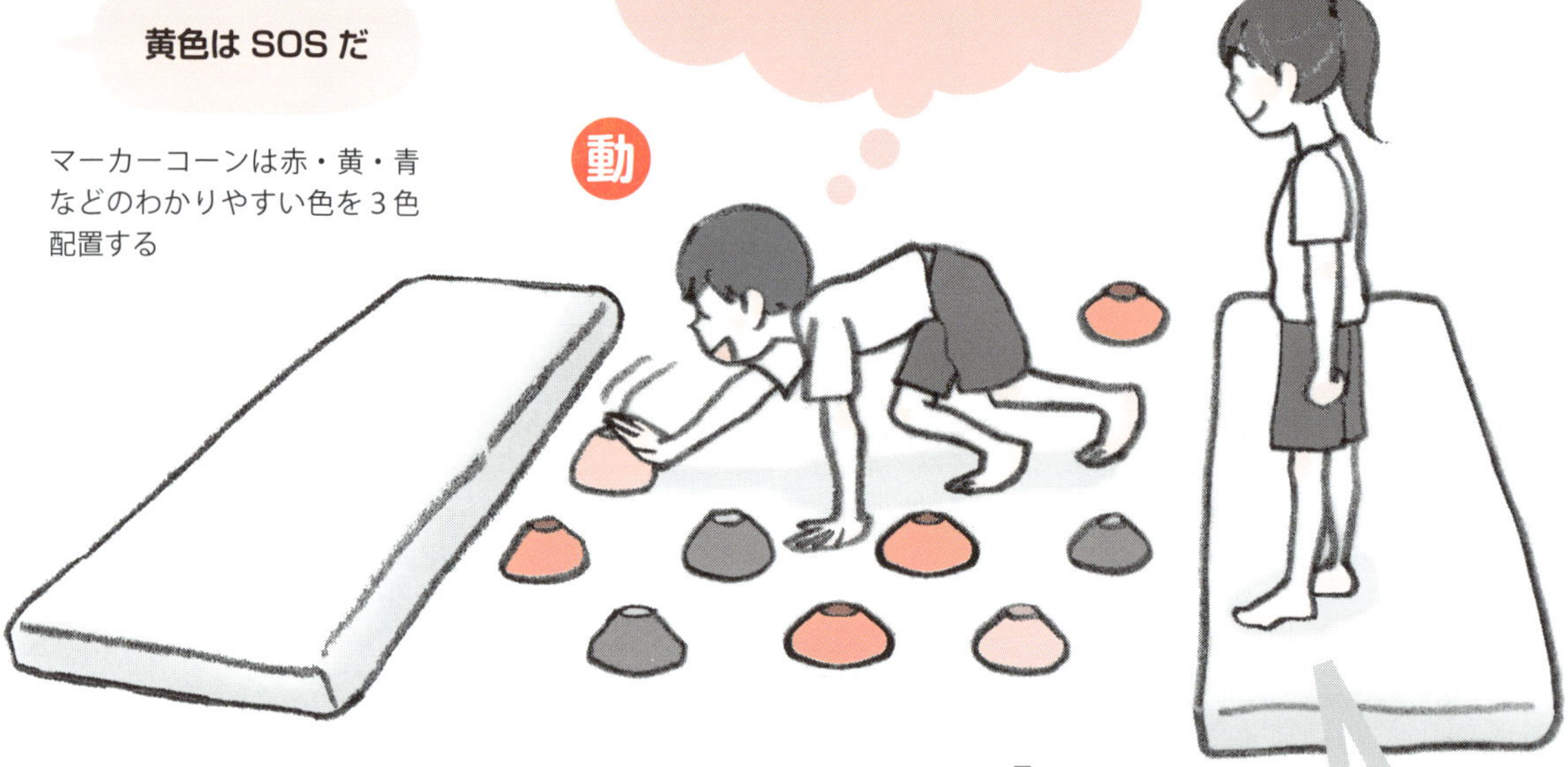

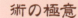

マーカーコーンは赤・黄・青などのわかりやすい色を３色配置する

アレンジ

慣れてきたら、歩き方やタッチのしかたを変えてみよう。

- タッチする色を２色に増やす
- 両足ジャンプや片足ケンケンでおこなう
- マーカーコーンの色を５色に増やす
- タッチする色と順番を決める

！１人ずつおこなうルールで

一斉に始めると混乱するため、１人ずつ順番におこなう。間違えたら後ろの仲間の忍者が敵につかまる設定にしても◎。

忍法㉑ 枝ぶら下がり攻撃

固有感覚　ぶら下がる力　判断力

下から鉄棒を握り、肘を曲げて自分の体を持ち上げるようにしてぶら下がる。足を浮かせたまま、大人が投げるマーカーコーンを蹴る。

術の極意
木の枝にぶら下がったまま、敵の攻撃をはね返すつもりでやってみよう。

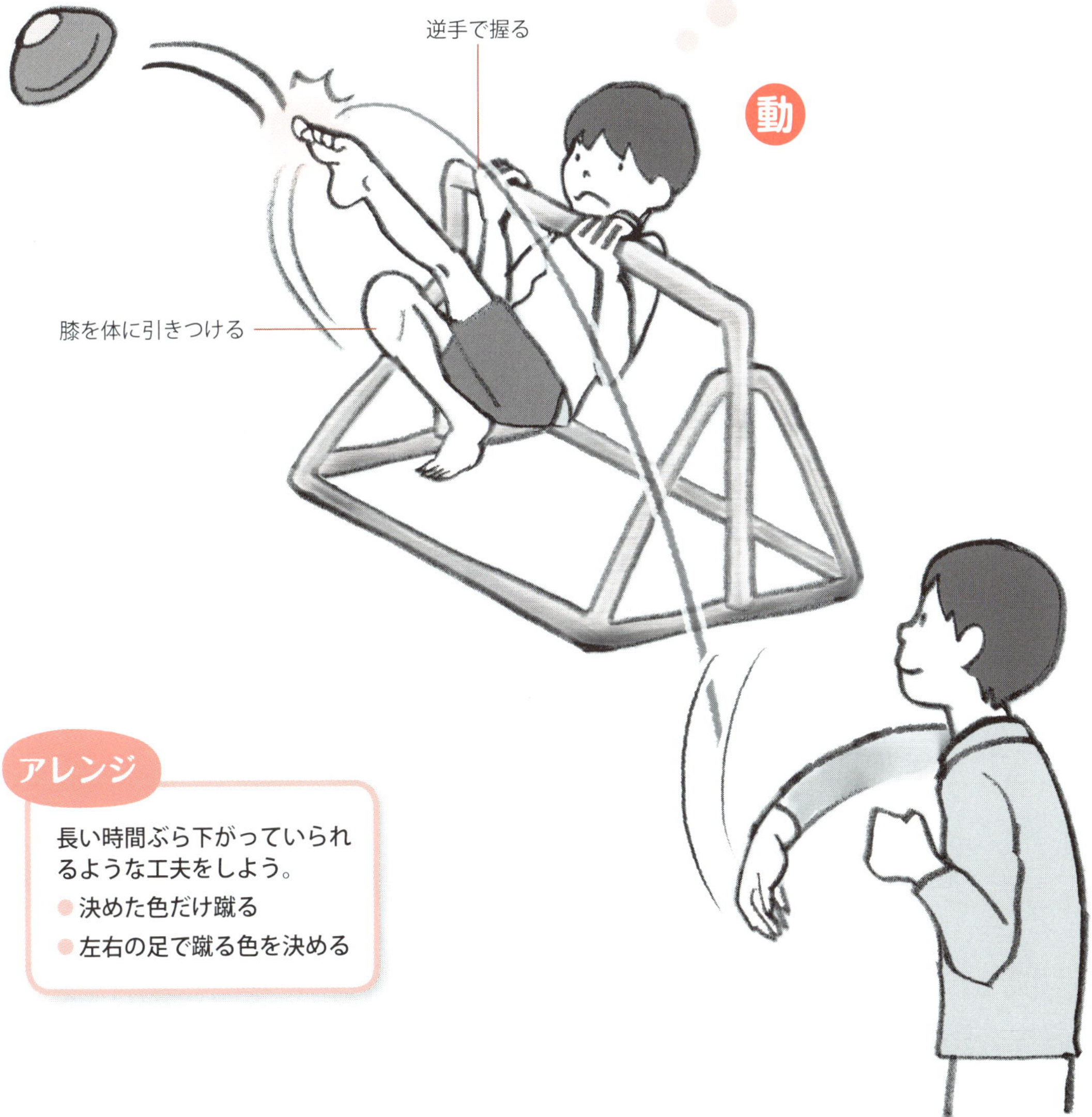

アレンジ

長い時間ぶら下がっていられるような工夫をしよう。

- 決めた色だけ蹴る
- 左右の足で蹴る色を決める

6 片付け

任務完了！体を休めてリラックス

からくり城から任務を終えて帰ってきたら、静かな動作で心を落ち着けましょう。次の日に備えて体をいたわることも忍者のつとめです。

忍法㉒ 忍び歩き

平衡感覚　抑制力　集中力

足音を立てないよう、足を高く上げずに、歩幅を小さくして、床に吸いつくように歩く。姿勢を低くし、つま先で歩くと素早く移動できる。

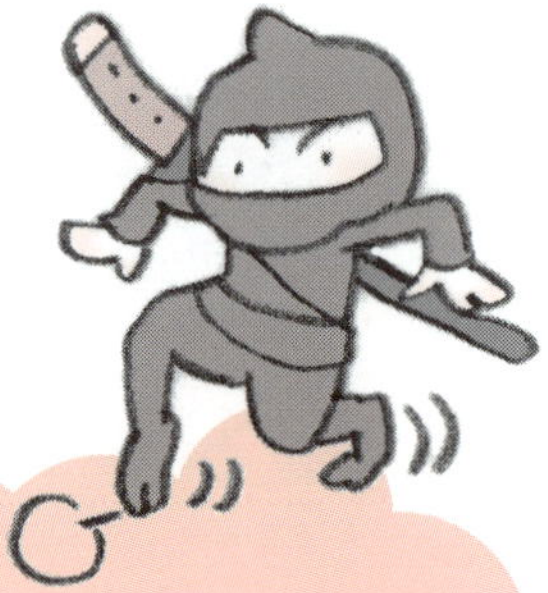

術の極意
忍者はふだんから、足音を立てずに歩くことが大切。

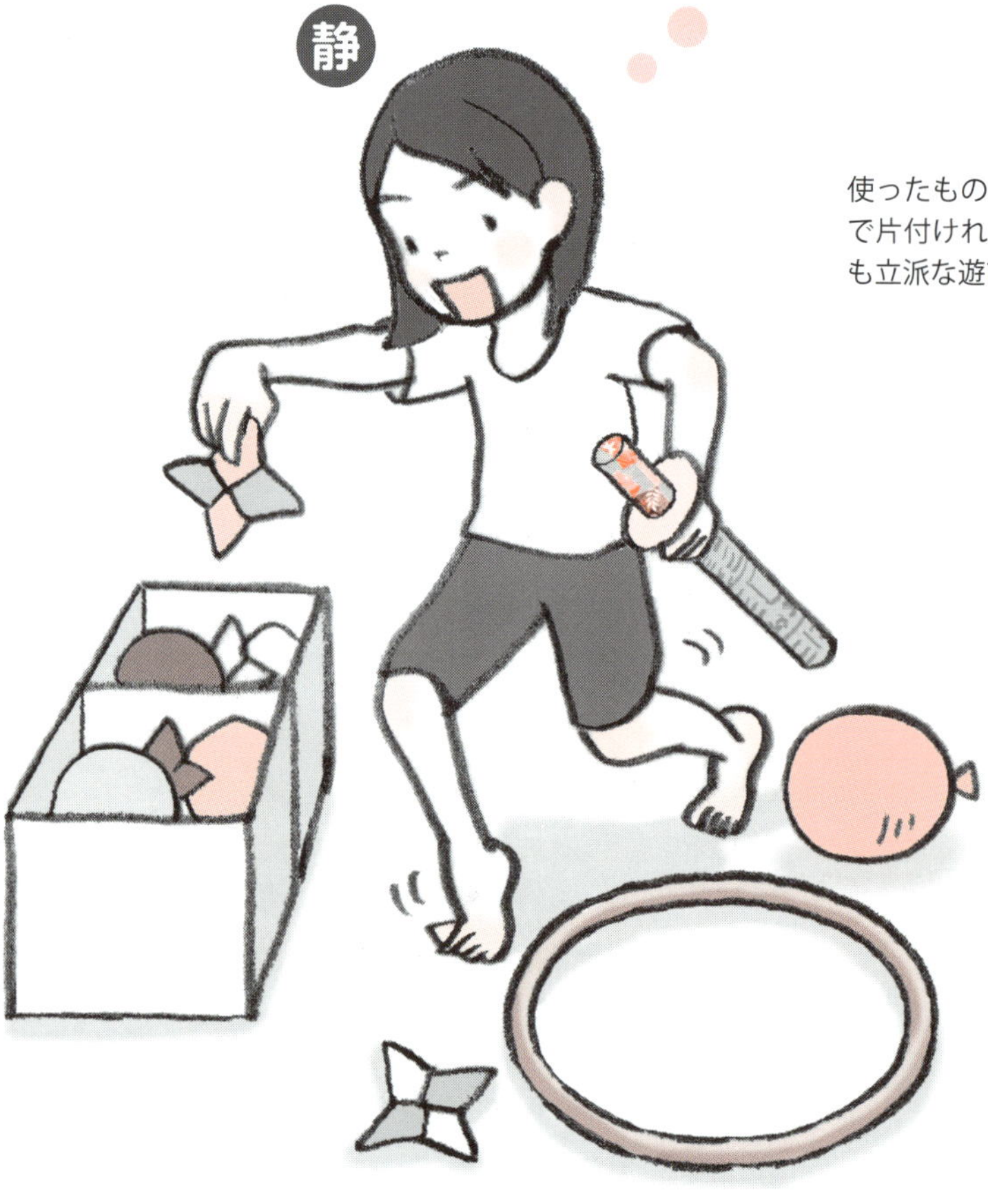

使ったものを忍び歩きで片付ければ、片付けも立派な遊びになる

忍法㉓ のびのび体のばし

術の極意
任務の疲れが残らないように、体をほぐしてクールダウンしよう。

腕のストレッチ

片腕をのばしたまま、胸の前に引き寄せる。反対側の腕で挟むようにして、さらに引き寄せる。肩から二の腕のあたりの筋肉がのびる。

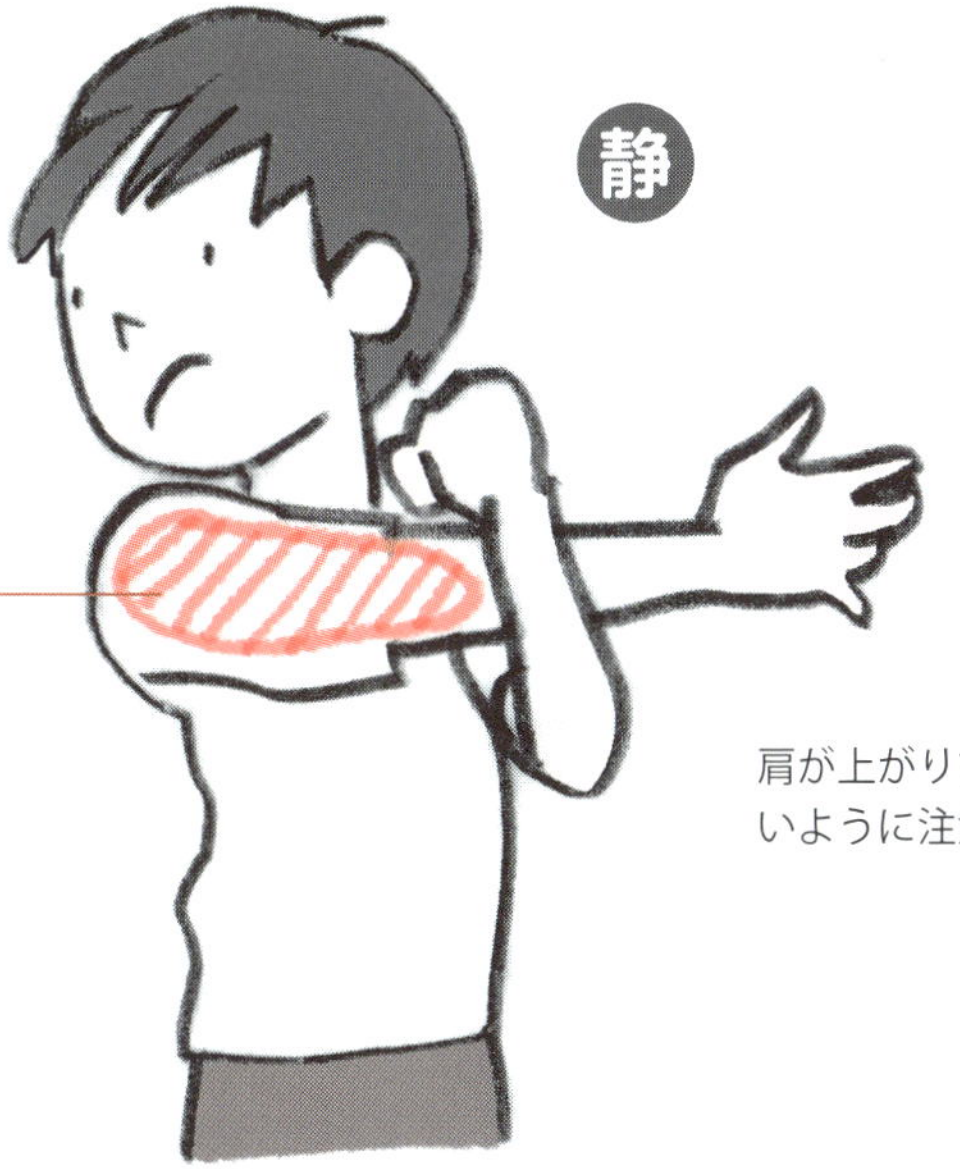
静
のびている部分
肩が上がりすぎないように注意

静
腕を上げると、より筋肉がのびる

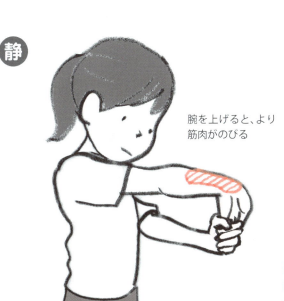

片腕を前にのばし、手のひらを上に向ける。反対側の手で４本の指を持ち、手前に引く。手首から腕の内側の筋肉がのびる。

任務完了！体を休めてリラックス

脚のストレッチ

両膝を床につける。片足を前に大きく踏み出し、膝に両手をのせる。上半身は起こしたまま、踏み出したほうの膝を深く曲げる。股関節からふくらはぎにかけての範囲をのばすことができる。

静

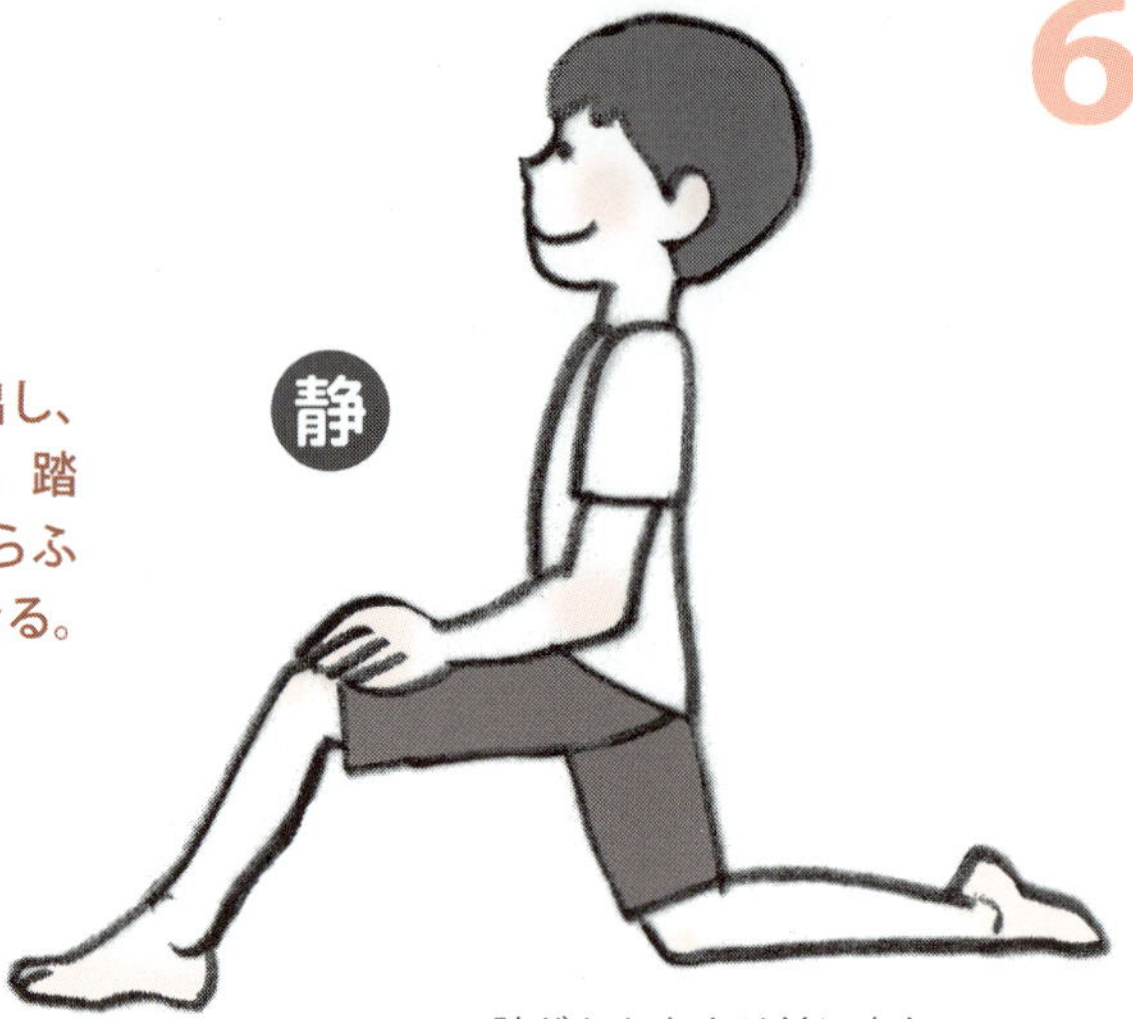

膝がかかとより前に出ないよう、大きく開く

静

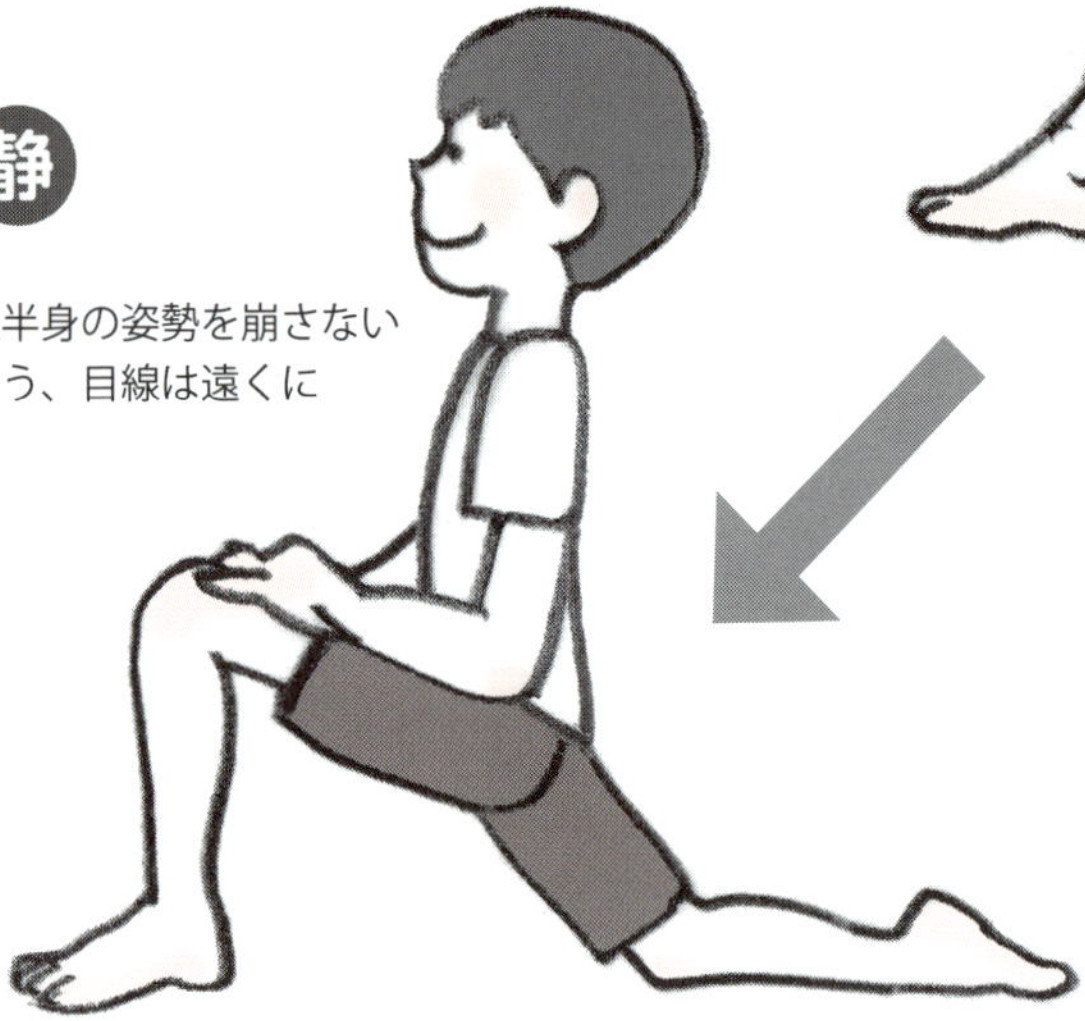

上半身の姿勢を崩さないよう、目線は遠くに

お尻から太ももにかけての筋肉がのびる

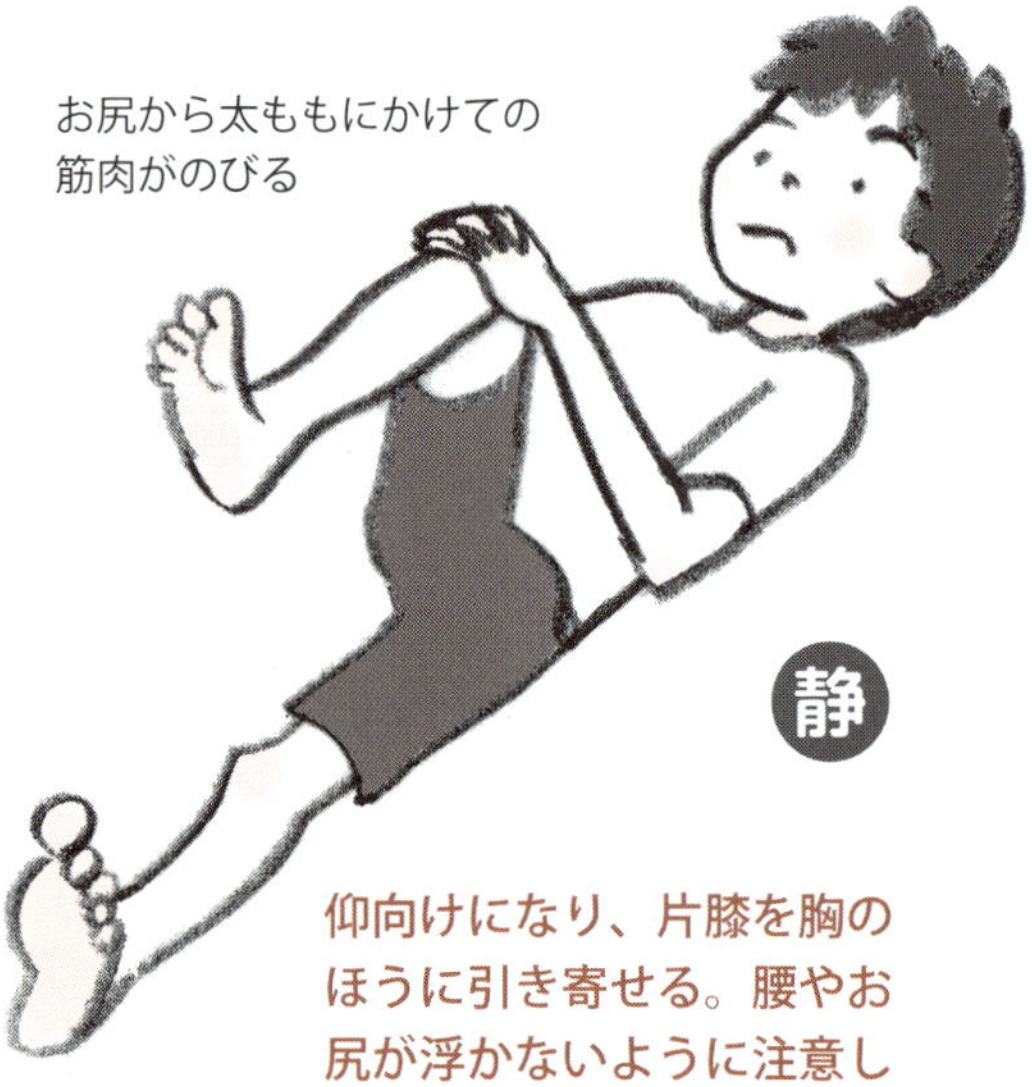

静

仰向けになり、片膝を胸のほうに引き寄せる。腰やお尻が浮かないように注意して、両手で膝を抱える。

足を開いて座り、両手を前につける。ゆっくりと上体を前に倒し、そのまましばらくキープする。

静

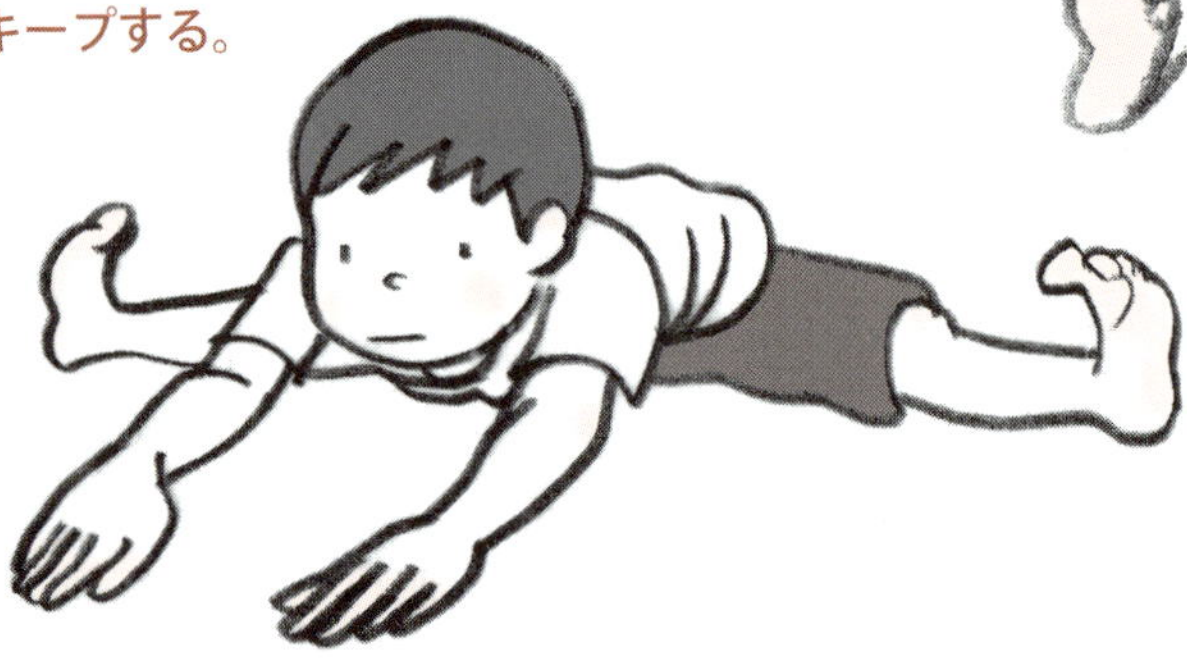

つま先は上向きにする

体側のストレッチ

足を肩幅に開いて立つ。手を組み、手のひらを外側にかえして、腕を上に向かってのばす。体を左右に弓なりにして、体の側面をのばす。

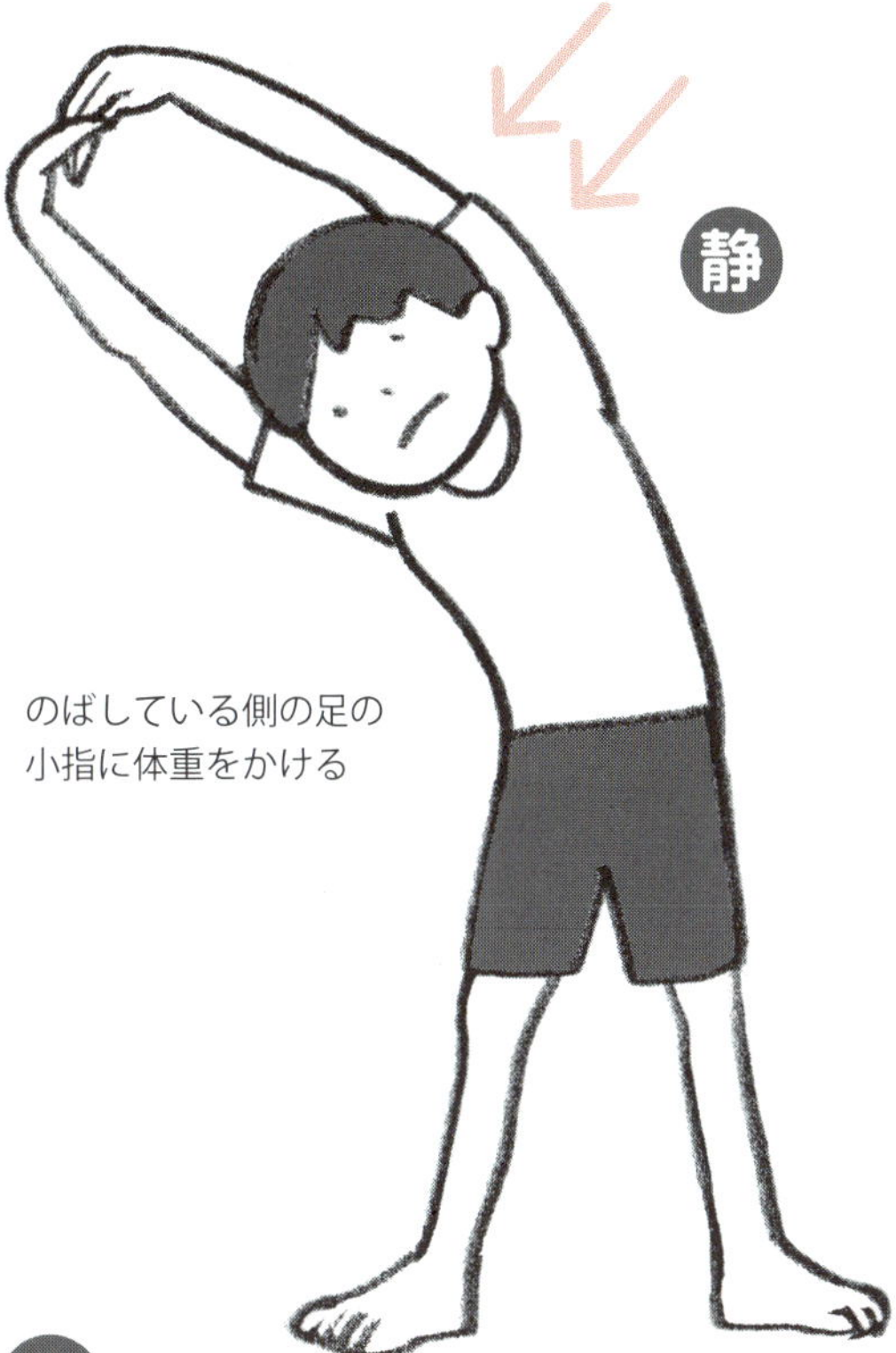

のばしている側の足の
小指に体重をかける

アレンジ

引っ張り合えば楽しい

２人で引っ張り合えば、楽しみながらストレッチできる。身長が同じくらいの人と組むとよい。

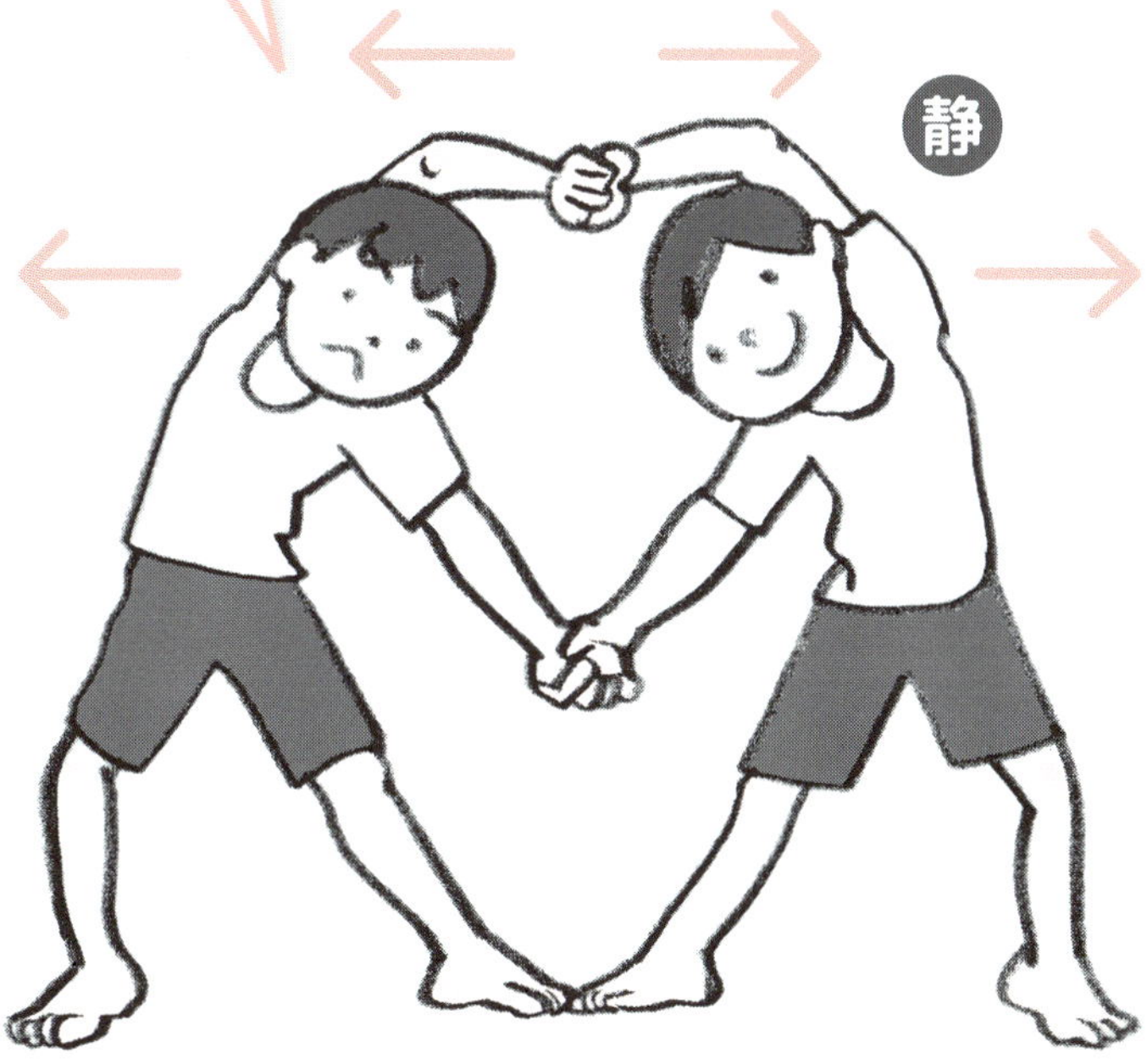

２人が真横に並び、内側の足を合わせる。内側の手どうし、外側の手どうしをつなぎ、外側に向かって引っ張り合う。

力加減の調節や、
触覚の訓練にもなる

忍者のヒミツ道具をつくろう

忍者にとって欠かせないヒミツ道具をつくり、実際に使ってみましょう。ものを大切にする気持ちを育て、指先を使う練習にもなります。

道具づくりで「やる気のパワー」が上がる

子どもたちはものをつくる作業が大好きです。忍者の道具は、できるだけ自分たちでつくります。

保育の研究で、遊んでいるときの子どもたちの心電図をとったことがあります。すると、創造的な活動をしているときに、バイタリティーが高いという結果が出ました。やる気のパワーです。忍者の道具づくりは先生の指示に従っておこなう作業ですが、創造する部分も大きいためか、子どもたちがとてもワクワクしながら作業していることもわかりました。

手先の器用さや、ものを大切にする心を養うためにも、ぜひおこなってほしい活動です。

パワーアップはちまき

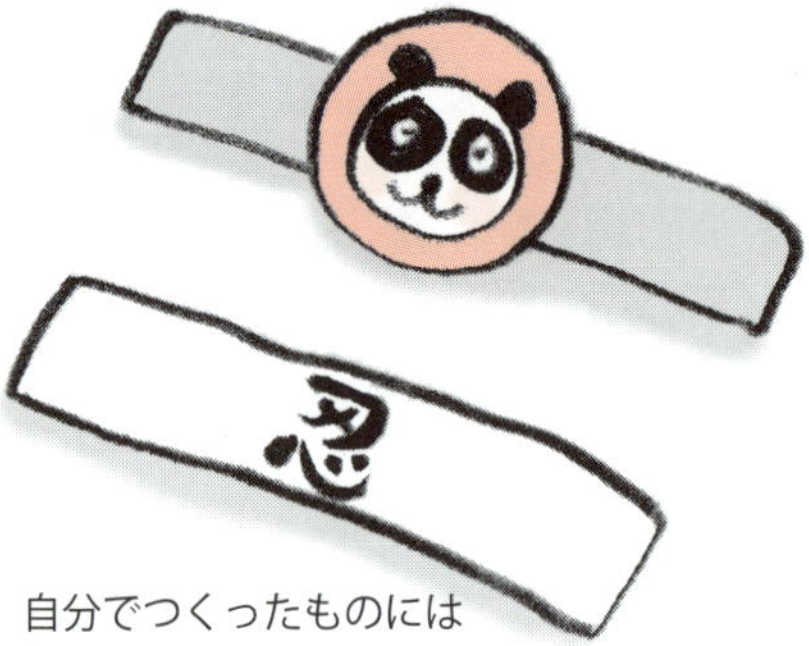

自分でつくったものには
愛着もわく

道具の極意

忍者の証《あかし》のはちまき。これを巻けば、みるみるうちに忍者パワーがみなぎってくる。

紙テープや細長く折った新聞紙をベースに、好きな文字や絵をかいたり、飾りを貼ったりする。輪にしてテープでとめる。

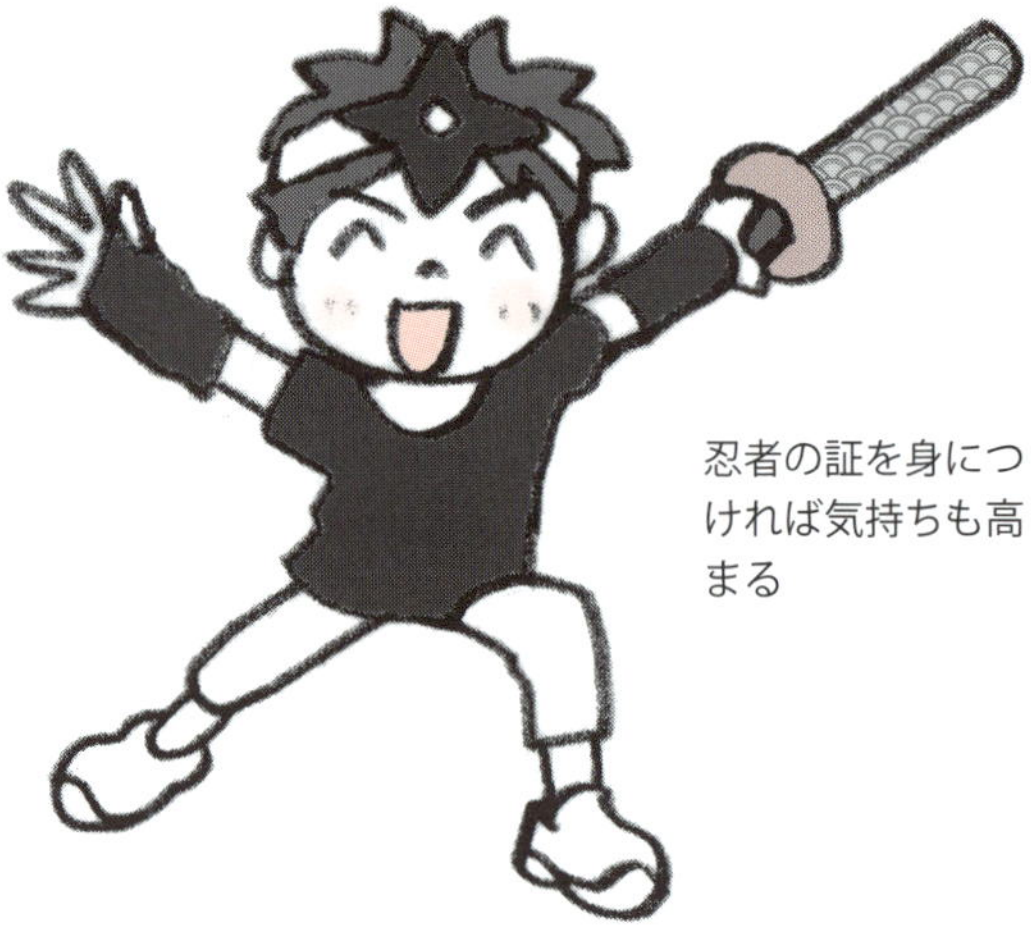
忍者の証を身につければ気持ちも高まる

運動遊びを始めるときにつける。忍者の世界に入るきっかけになり、活動に移りやすい。

暗号紙ひこうき

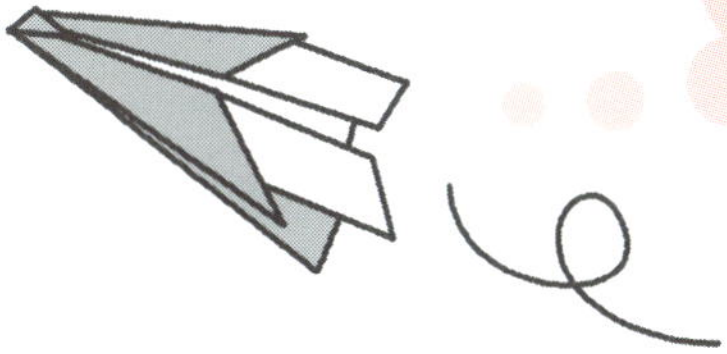

道具の極意

暗号を書いた紙をひこうきにして、仲間のもとへ届けよう。

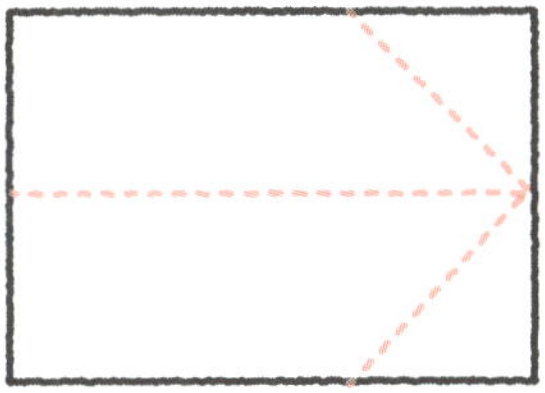

1

長方形の紙を用意し、暗号を書いてから中央に折り目をつける。角を折り目に向かって、点線で三角に折る

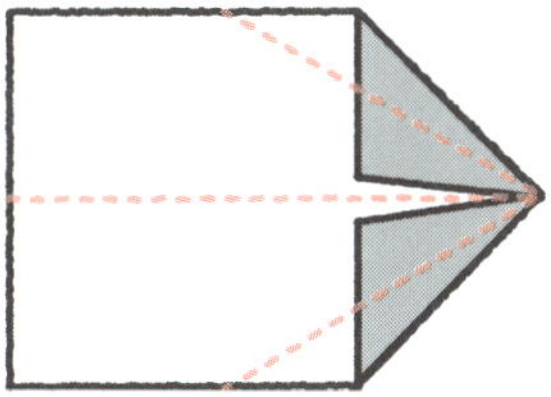

2

中央の折り目に向かって、点線でもう一度折る

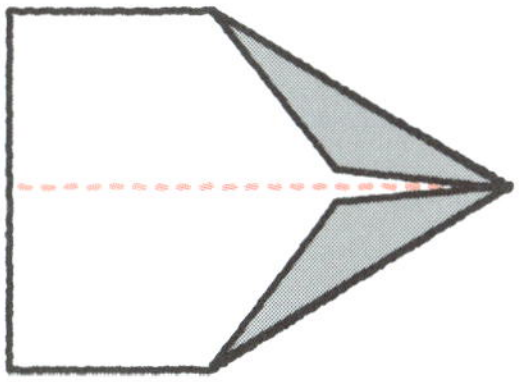

3

中央の折り目で、半分に折る

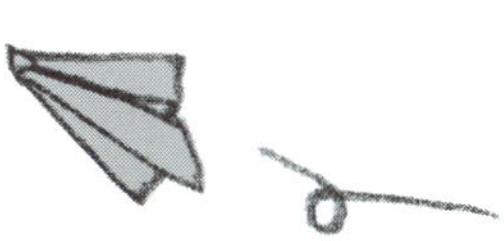

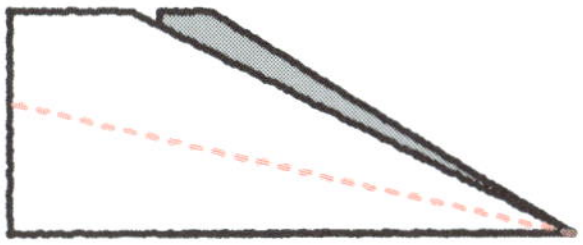

4

つばさを点線で外側に折る

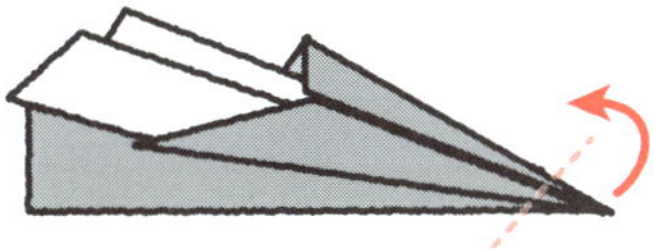

5

つばさを水平に広げて先を折り、完成

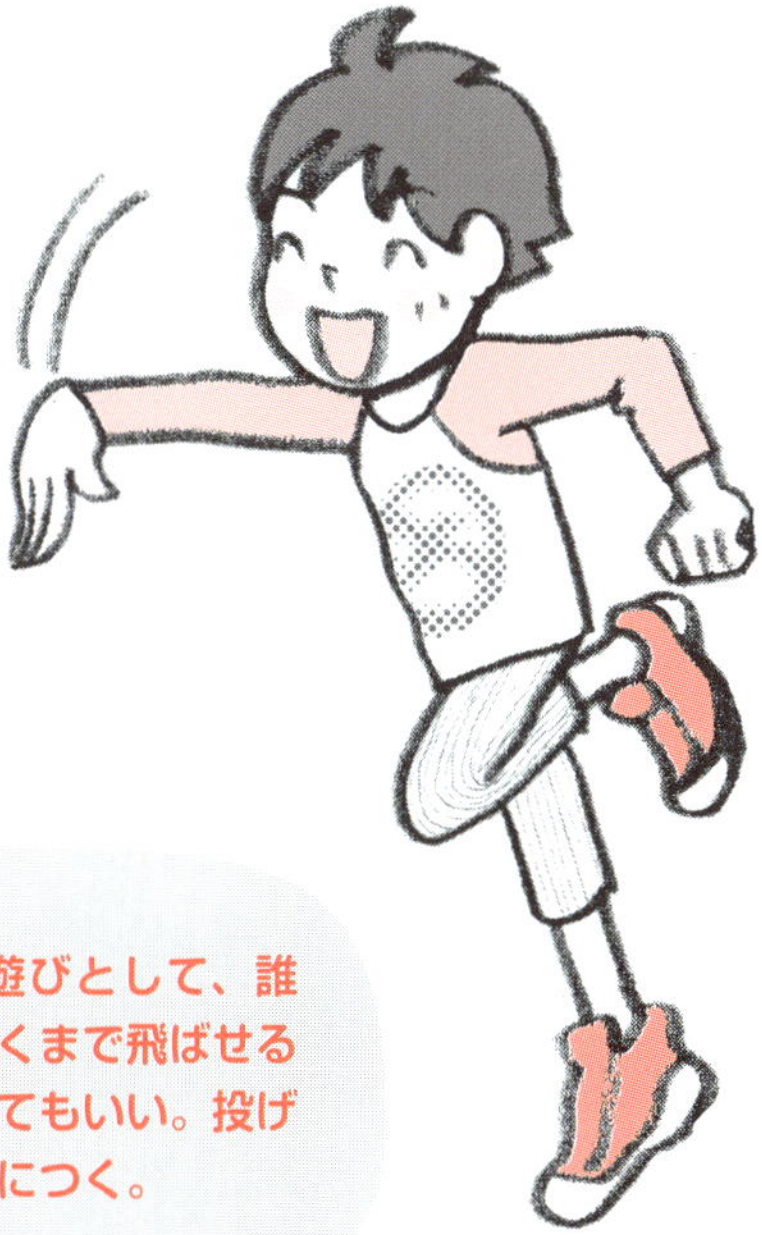

アドバイス

書くことが思いつかない場合は、お母さんや友だちに手紙を書こう。

「動」の遊びとして、誰が一番遠くまで飛ばせるかを競ってもいい。投げる力も身につく。

忍者のヒミツ道具をつくろう

忍者刀

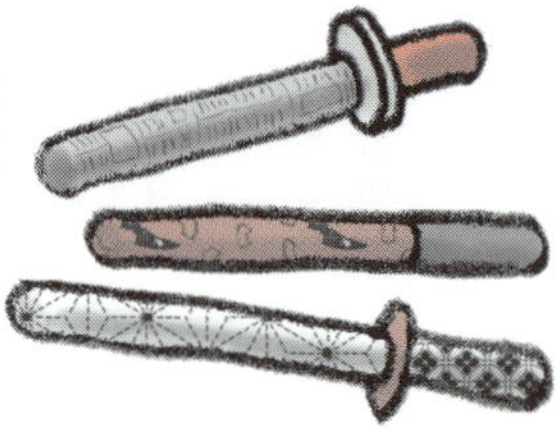

道具の極意

潜入の邪魔にならない、小さめの忍者専用刀。腰に差して、いざというときに備えよう。

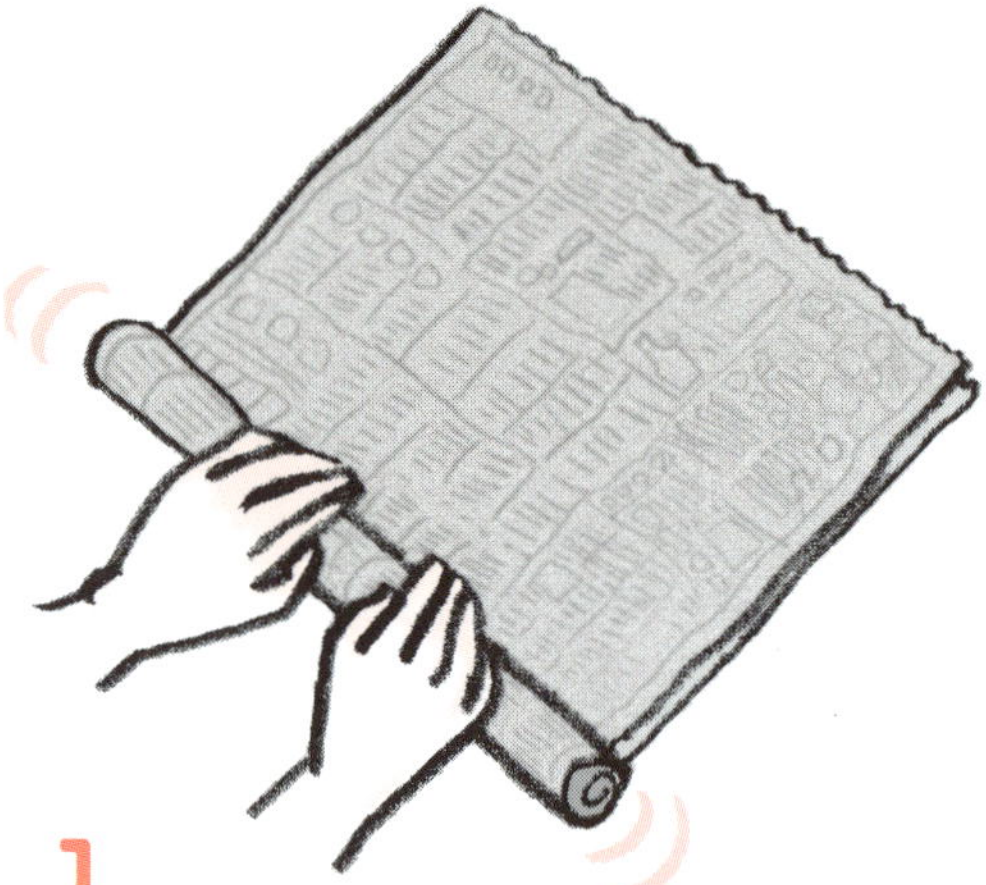

1

新聞紙を４～５枚重ねて筒状に巻き、テープでとめる

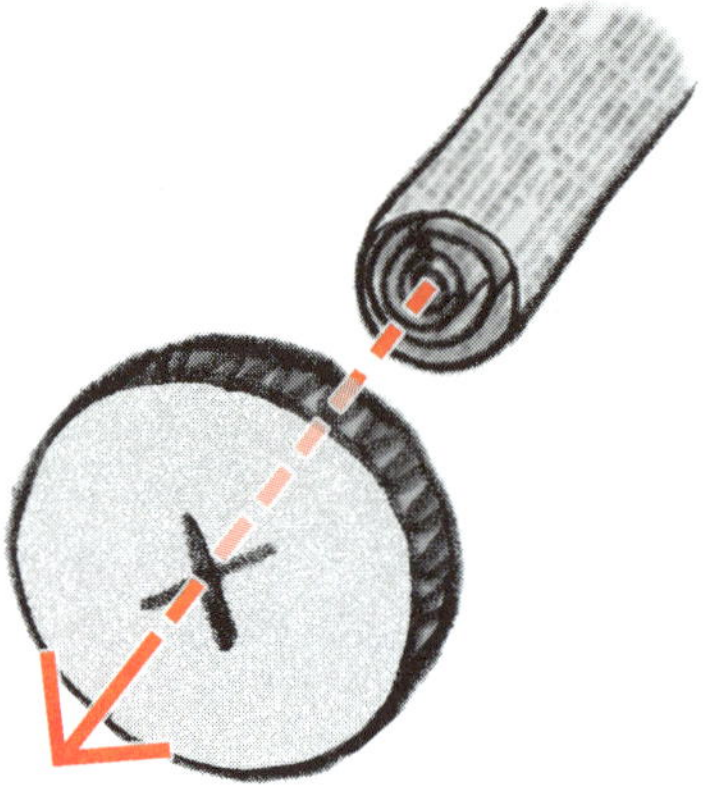

2

丸く切った段ボールの中央に十字に切り込みを入れ、１で丸めた新聞紙を通す

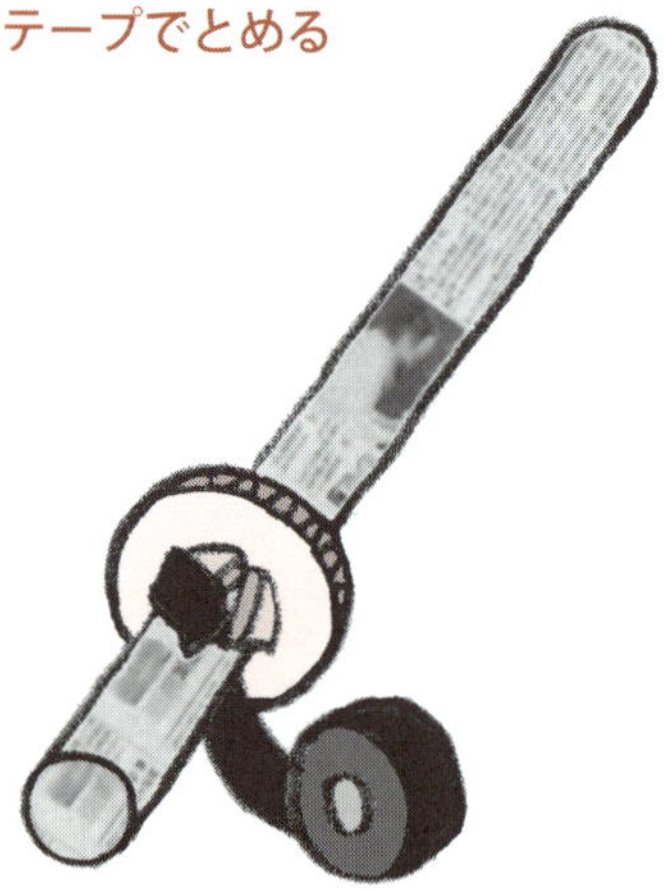

3

段ボールと持ち手部分をテープで固定し、持ち手部分をビニールテープなどで巻いて完成

忍者の格好として身につけたり、「忍者刀かわし」（→ P49）で使ったりすると盛り上がる。

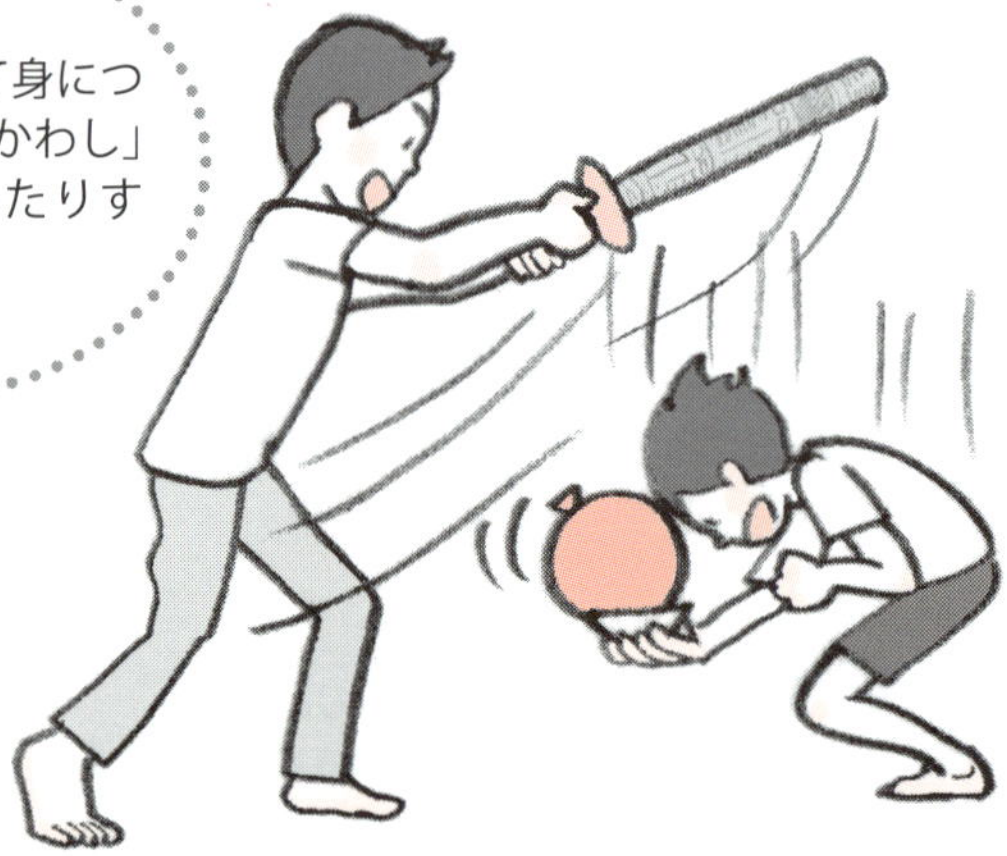

手裏剣

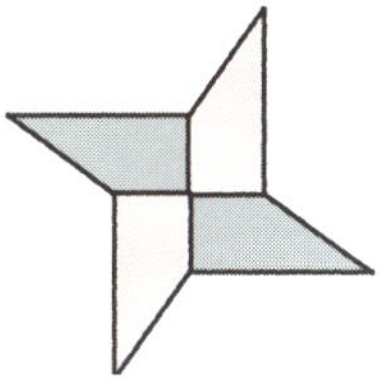

道具の極意

いざというときに使う、忍者には欠かせないヒミツ道具。服の中に忍ばせておこう。

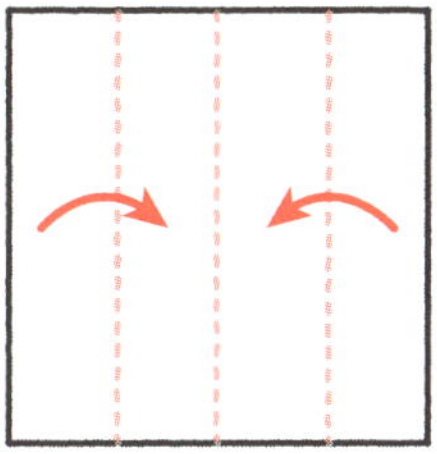

1
中央に折り目をつける。折り目に向かって、点線で内側に折る

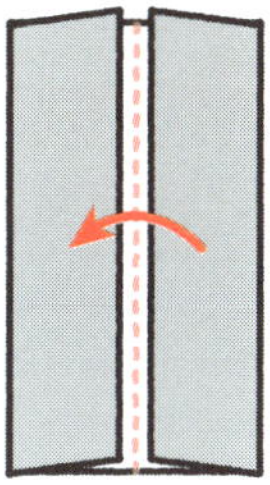

2
中央の折り目で半分に折る。同じものをもう一つ用意する

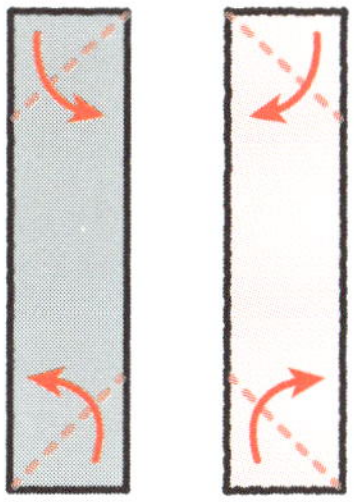

3
点線で三角に折る。もう一つは逆向きに折る

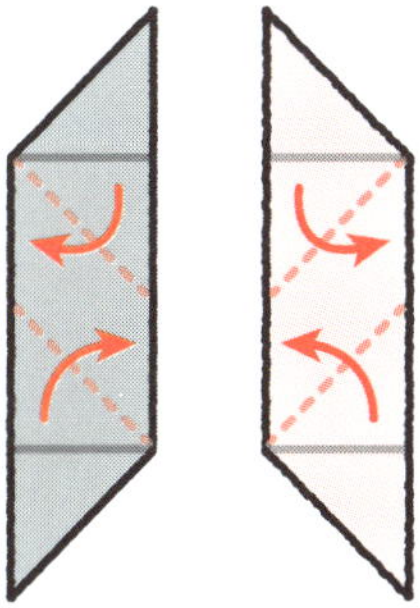

4
点線で折る。もう一つは逆向きに折る

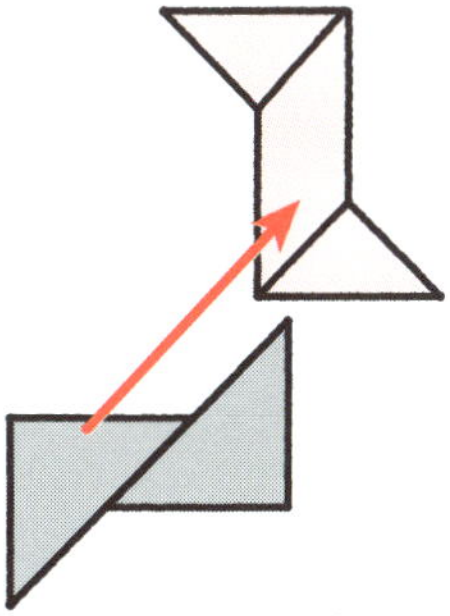

5
一つを裏返し、位置を変えて上下に重ねる

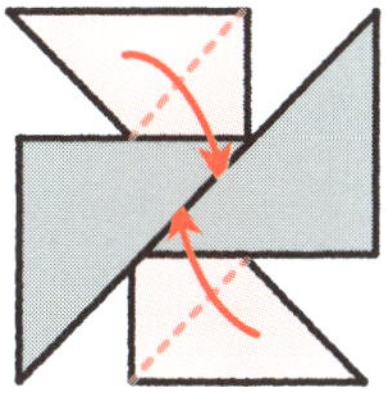

6
矢印のとおり角を差しこむ

正方形にした新聞紙で大きめにつくり、「手裏剣よけ」（→ P47）で実際に使っても楽しい。

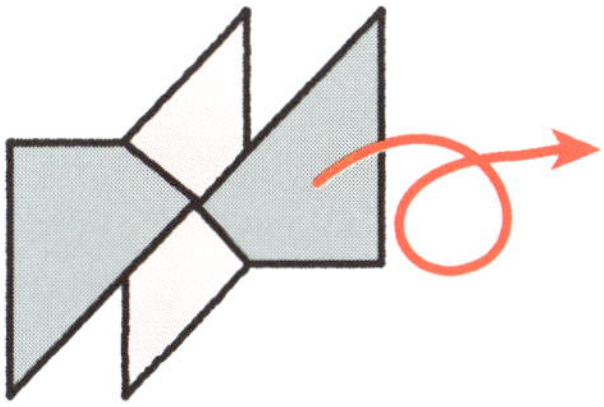

7
裏返す

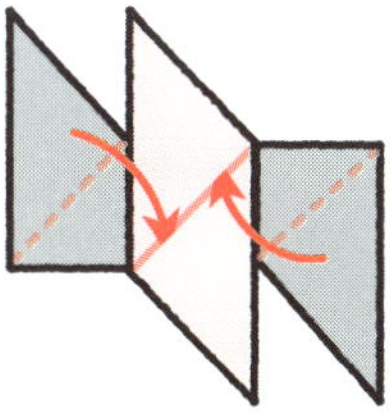

8
矢印のとおり、角を差しこんで完成

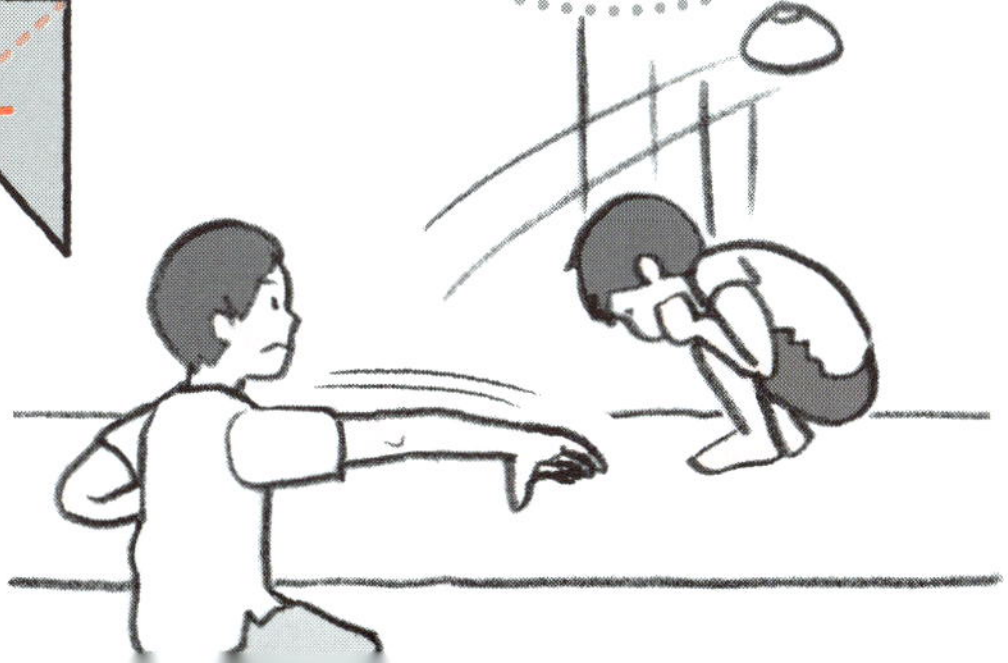

COLUMN

ほめてもほめられても脳は活性化する

いいところ探しは前頭葉を使う

笑いは健康によいということは徐々に知られるようになりました。脳の部位がどのくらい活動しているかをみる実験でも、笑っているときには脳の多くの部位が活性化していて、とくに前頭葉が働いていることがわかりました。

別の実験では、家族の短所を思い出そうとするより、長所を思い出そうとするほうが前頭葉が活性化していました。

前頭葉は意欲や集中力、抑制力をつかさどります。発達障害のある子どもでは、とくに発達を促したい部位です。脳の活性化のためにも、友だちのいいところ探しをしましょう。

面と向かってほめればいいことずくめ

いいところをみつけたら、本人に面と向かってほめましょう。そのほうが、よりいっそう前頭葉が活性化するのです。

逆に、ほめられると、脳は幸せホルモン（セロトニン）を出し、良い状態になります。つまり、ほめられている言葉は、頭に入りやすいということ。

自信を失いがちな子どもこそ、がんばった過程をどんどんほめましょう。そのとき、ぜひ笑顔でほめてください。

お互いのいいところを伝え合えば、コミュニケーションも良好になる

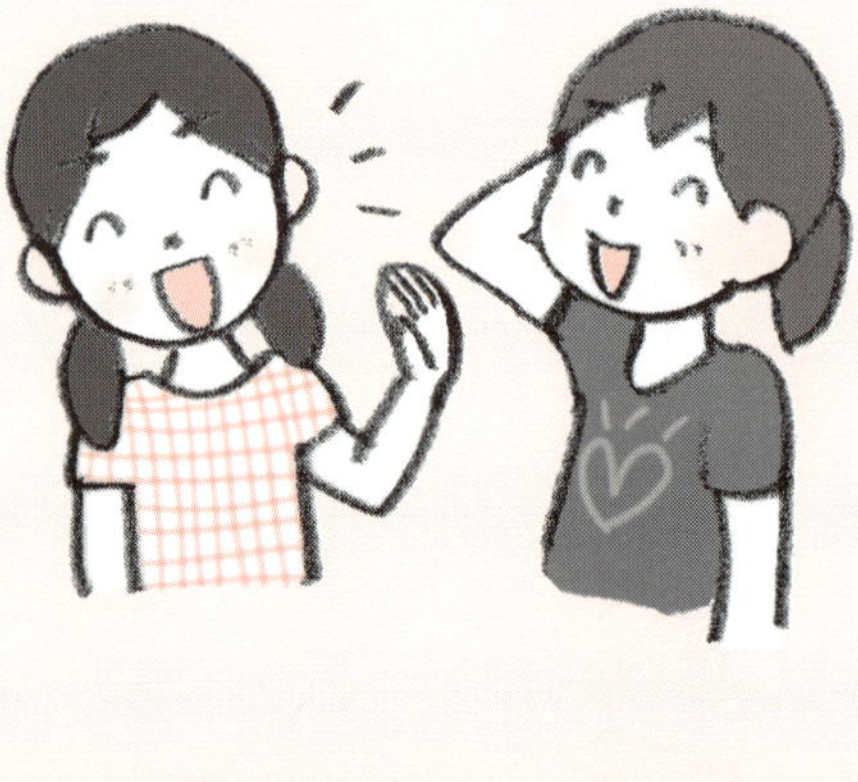

3 修行にはげみ、弱点をなくそう

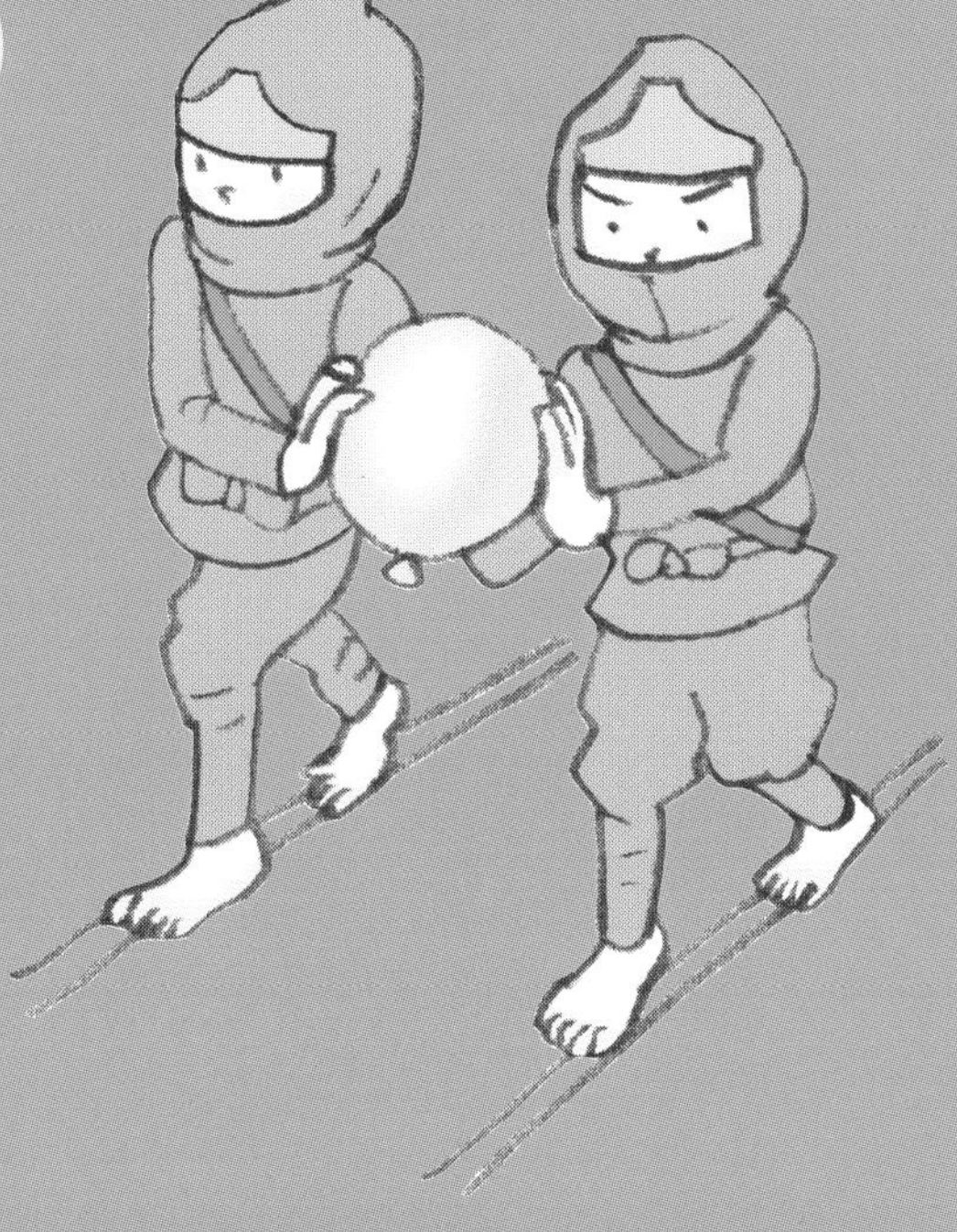

特性の表れ方や程度は、子ども一人ひとり異なります。

特性を理解し、その子に合った働きかけをすることが大切です。

ここでは、少人数でも取り組める運動遊びを紹介しています。

弱点を克服するための修行としておこないましょう。

「がんばりすぎない」で続けることが大切

なにごとも無理をすると続けられません。運動遊びも同様で、大人ががんばりすぎたり、子どもに無理をさせたりすると挫折します。

運動遊びを続けるには……

大人ががんばりすぎないことが大事です。また、自分ひとりで抱え込まないこと。先生と保護者の間で協力しながら楽しく進めましょう。

運動遊びに取り組む

がんばりすぎない

がんばっている本人には、自分の状態ががんばりすぎかどうか、よくわかっていません。例えば、こんな意識をもっていませんか。

うまくできないと×だと思う

期待しているとおりに運動遊びができないと失敗だと思い込む

子どもの現状を受け入れよう

じょうずにできることが大切なのではない。脳の発達を促すのが目的。むしろ、安全におこなうため失敗例をみせてもいい

先生と保護者が連携して

運動遊びは園や学校だけでなく、家庭でもおこないましょう。親子やきょうだいといっしょに忍者になれば、集団での運動遊びもできます。

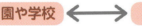

園や学校 ↔ 家庭

情報交換

子どもの様子や、できたこと・できなかったことなどを伝え合う

園や学校：週に1～2回の場合が多い。おもに集団での運動遊びができる。
→2章を中心に参照

家庭：1日5分でも、できれば毎日おこないたい。特性に合った運動遊びを。
→3章を中心に参照

続けられる

発達障害のある子どもは定型発達の子どもと成長のペースが違うだけです。運動遊びを続ければ、ゆっくりでも確実に成長していきます。

大人も子どもも挫折しないために

運動遊びはできるだけ続けておこなうことが大切です。そのためのコツは、大人ががんばりすぎないこと。これは手抜きをしようということではなく、無理をしすぎないということです。がんばりすぎが挫折のもとなのです。

保護者や先生ががんばらないとできないものは続けられません。誰でも体調や気分は毎日絶好調ではないし、毎日がんばりつづけることなどできないからです。

楽しむぐらいの余裕をもちたいもの。自分が無理をしていないかどうか、見直してみましょう。

ほめるだけでなくしっかり見る

しっかり見ていることが伝わるように、「今のはよかったね」「もう一度見せて」などと声をかけよう

無理にほめる

ほめることが義務になってしまい、危険を見過ごしてしまう

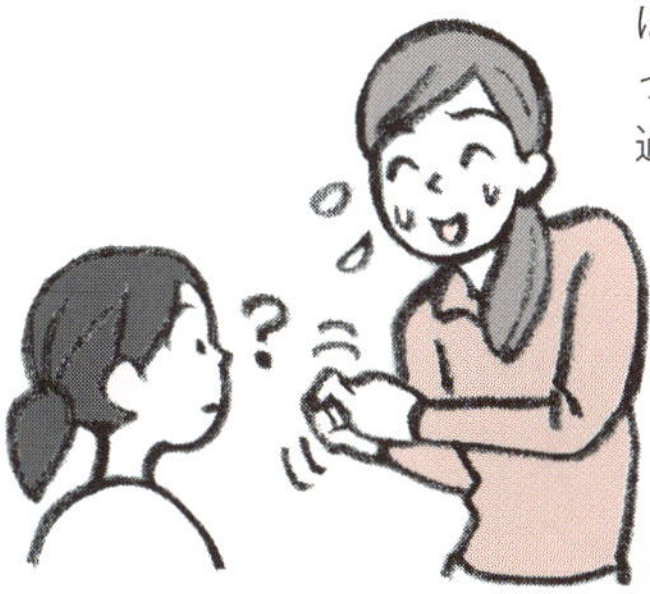

臨機応変に

子どもたちの状態に合わせるほうが大事。その日の体調や気分によってはプログラムを変更する。お手本どおりにできなくても全然かまわない

完璧をめざしてしまう

決められたプログラムどおりに進めようとする。あるいは、お手本どおりにやらせようとする

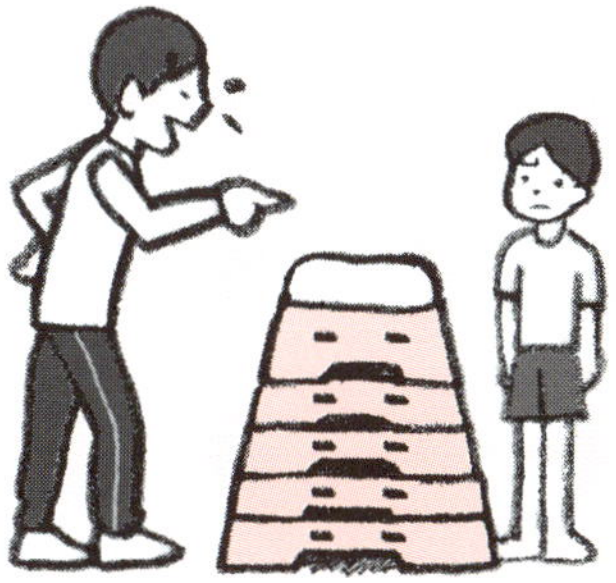

準備に全力をそそぐ

道具やプログラムづくりで力を使いはたし、実際に運動遊びをするときには疲労困憊してしまう

子どもを過小評価しない

ある程度の準備がしてあれば、子どもはそれに応じて十分楽しく運動遊びができる。道具づくりは本人にやらせてもいい

難しいことをやらせたい

本人のスキル（技能）よりかなり高度なことに挑戦させてしまう

スモールステップでいい

目標は、少しがんばればできるぐらいに。スモールステップで成功体験を積み重ねるほうが、達成感を得られ、自信がつく

特性に応じた働きかけで「生きづらさ」を改善

発達障害のある子どもは、脳の発達に未熟さやかたよりがあり、それが特性として現れます。特性に応じた運動遊びで発達を促します。

本人も困ることがいっぱい

弱点として現れる特性は、脳と体の発達のかたよりによるもの。子どもの「できない」ところに注目するのではなく、本人も「困っている」ことを理解しましょう。

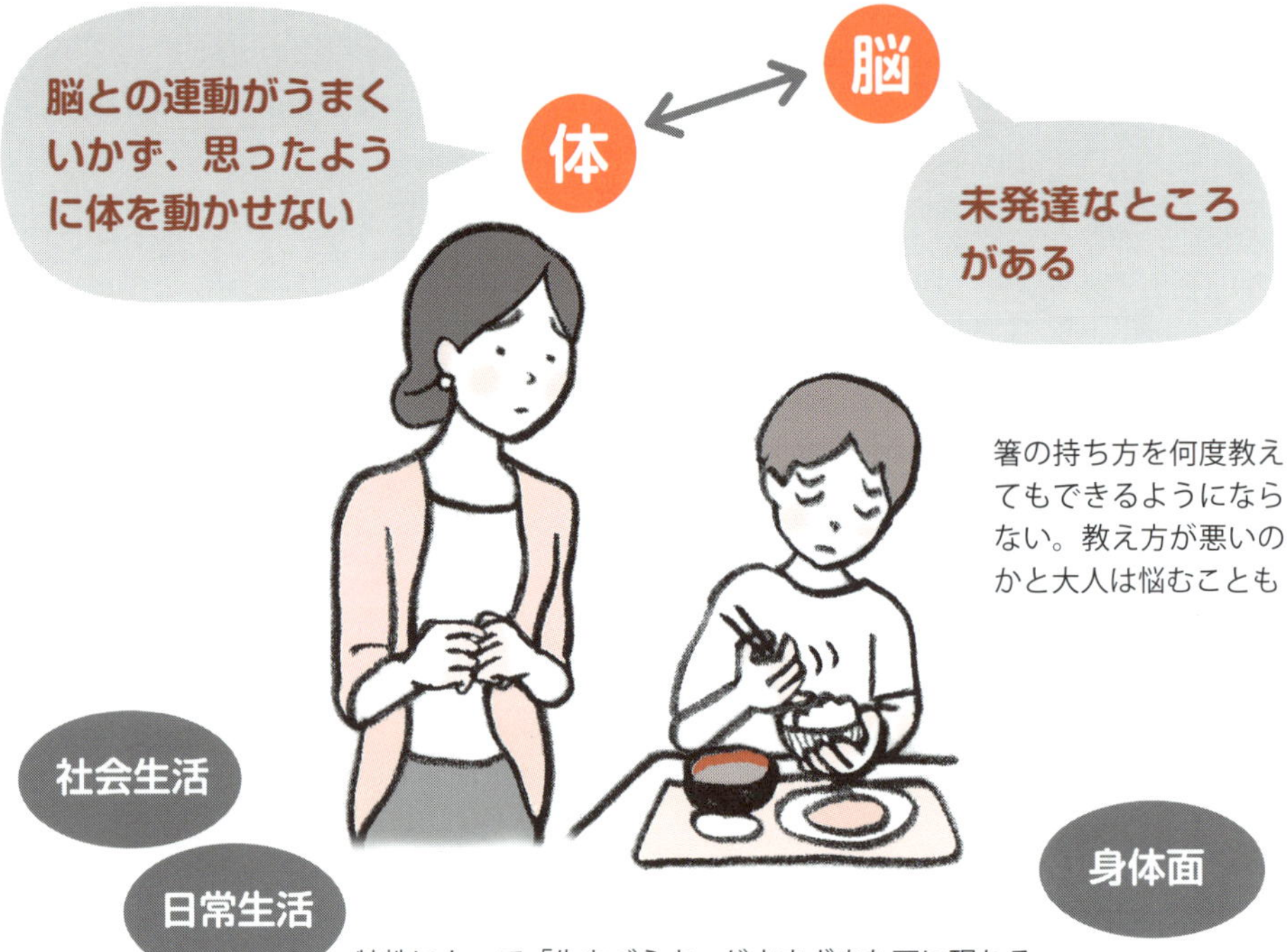
脳との連動がうまくいかず、思ったように体を動かせない
体
脳
未発達なところがある
箸の持ち方を何度教えてもできるようにならない。教え方が悪いのかと大人は悩むことも
社会生活
日常生活
身体面

特性によって「生きづらさ」がさまざまな面に現れる

弱点を特性ととらえて理解することから

手先が不器用だったり、体の動かし方がうまくいかなかったりすると、みている大人は「なぜできないのか」と頭をかかえたくなるでしょう。または「怠けている?」と誤解するかもしれません。

子どもは一生懸命やっていても、うまくできないのです。脳に発達がゆっくりの部分があるため、体とうまく連動していなかったり、感覚が鋭敏だったりするのです。そのつらさやもどかしさは本人がいちばん感じているのだと、わかってあげたいもの。

同じ診断名がついていても、特性は子どもによって違います。その子の特性を理解して、発達を促す運動遊びをおこないましょう。

一人ひとりに合った運動遊びをしよう

子どもの特性を見極め、弱点を補うような運動遊びをしましょう。その状態によりそった働きかけをすることで、発達のかたよりが改善し、本人の「生きづらさ」が軽減されていくでしょう。

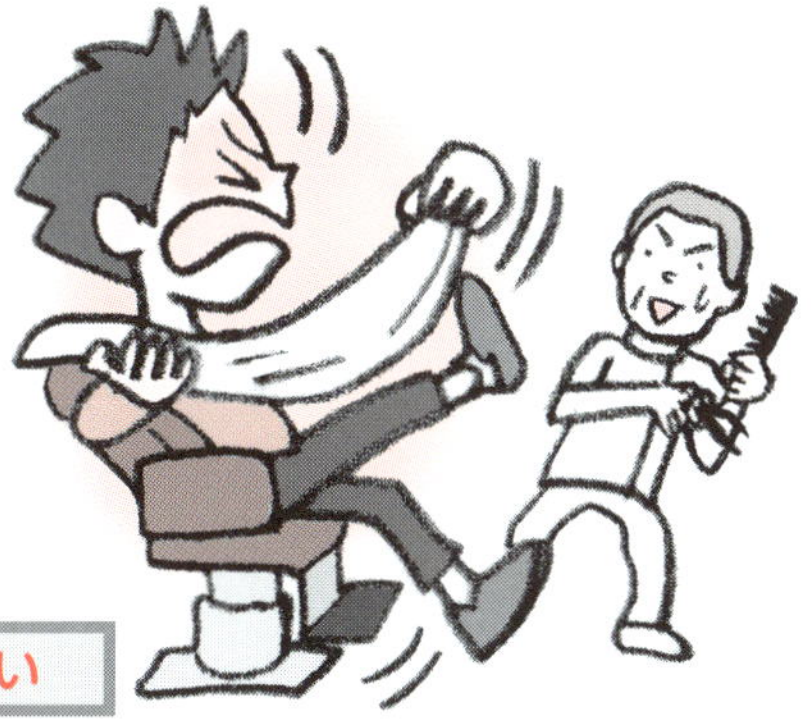

散髪をしている間、ずっと暴れている。本人は体に触れられることが苦手なので、散髪がつらい

「生きづらさ」は一人ひとり違う

脳の未発達なところは、子どもによりけり。特性としての現れ方が違うので、それぞれの「生きづらさ」がある。

例

- 転びやすい
- 姿勢が悪い
- こだわりが強い

子どもの特性に合った働きかけ

できるところ、得意なところは伸ばし、苦手なところは補う。発達の未熟さによるところは、運動遊びで発達を促す。

例

- 転びやすい ◀ バランスをとる運動遊び（→P67）
- 姿勢が悪い ◀ 筋力をつける運動遊び（→P73）
- こだわりが強い ◀ 人に合わせる運動遊び（→P81）

人に触られる要素がある運動遊びをプログラムに取り入れてみた

「生きづらさ」が改善

特性の現れ方が変わる。または本人がコントロールできるようになる。その結果、生活上の困難が減る。

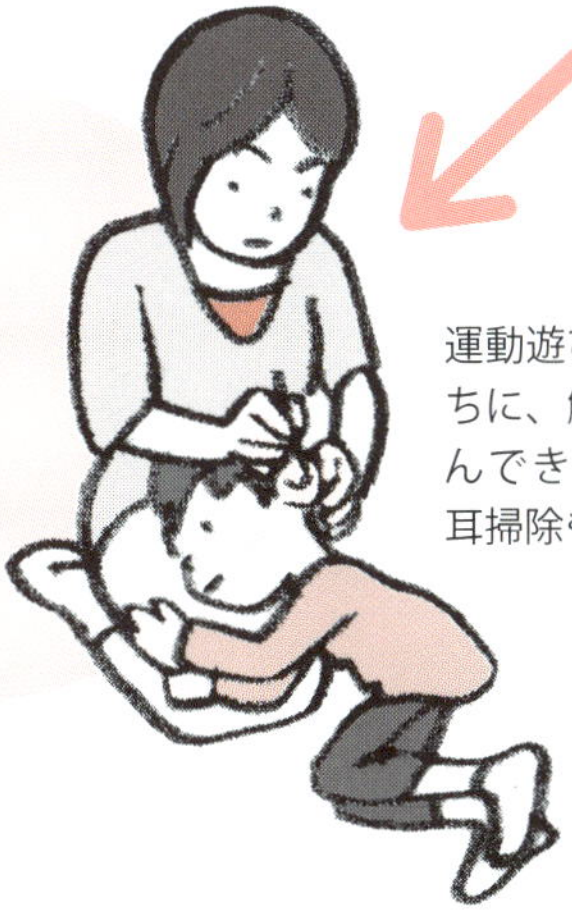

運動遊びをしているうちに、触られてもがまんできるようになり、耳掃除も平気になった

バランスをとって進もう

平衡感覚が身についていないと、安定して体を動かすことができません。あえて不安定を経験させる運動遊びがおすすめです。

あえて不安定を経験する運動遊びをしよう

赤ちゃんは、歩きだすようになると、わざと不安定な状態をつくりだして楽しみます。そして、少しずつ安定を覚え、転びにくくなります。

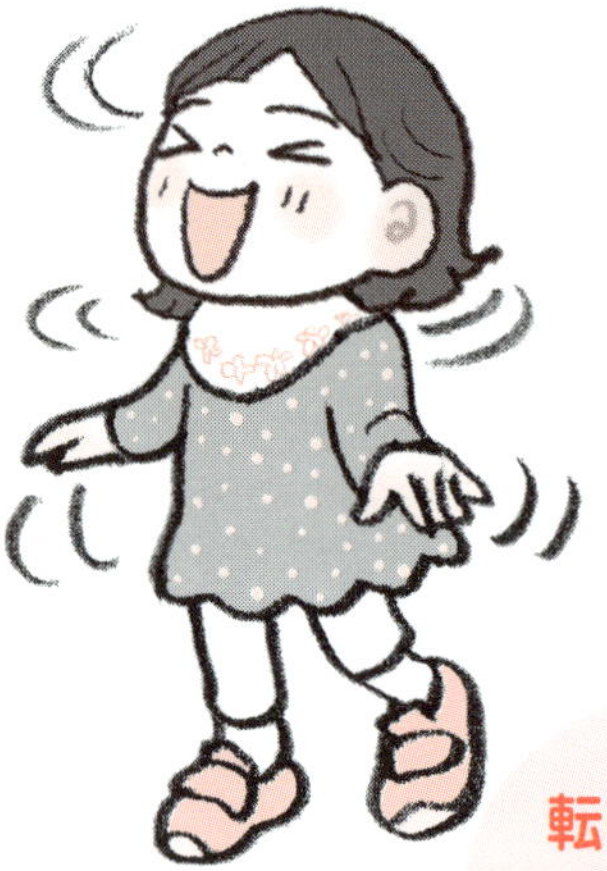

くるくる回ってフラフラするのが「おもしろい」

歩けるようになる
立ち上がり、歩き始めた赤ちゃんは、一生懸命バランスをとりながら歩く。

↓

わざと体勢を崩して遊ぶ
ある程度安定してくると、不安定さを楽しむ遊びをする。

↓

転びにくくなる
平衡感覚が身につき、転びそうになっても体勢を立て直せるようになる。

バランスをとる運動遊びをしよう
わざと体勢を崩して遊ぶ代わりに、運動遊びで同じ体験ができる。

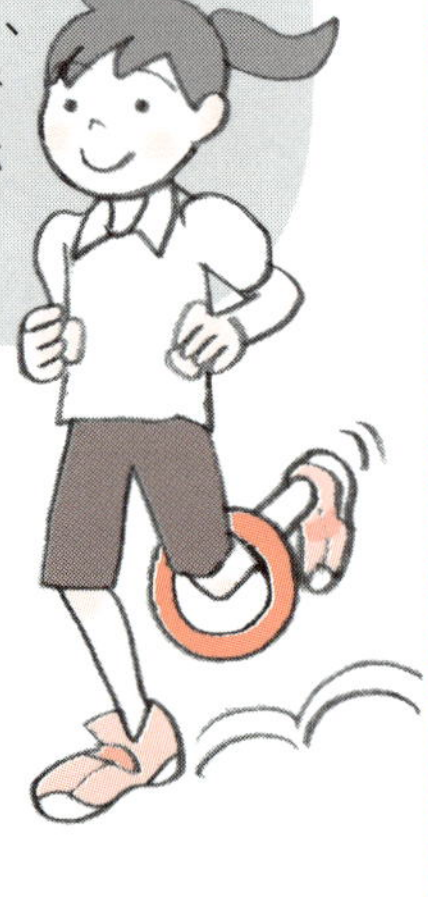

左ページ「片足とび」参照

安定には不安定の経験が必要

子どもが転びやすいのは、体勢を安定させるために必要な平衡感覚や筋力が身についていないから。ですが、安定とはどういう状態かを認識するには、まず不安定な状態を経験する必要があります。

転びやすい子には、この体験をさせたいもの。不安定な状態の中で体のバランスをとる運動遊びをして、平衡感覚を鍛えましょう。

修行❶ 綱渡りの術

平衡感覚　集中力　社会性

術の極意
踏み外したら落ちてしまう綱の上を渡って、手に入れた宝物を持ち帰ろう。

静

1
床に綱で1本線をひき、その上を端から端までつま先で歩く。目線を5～10m先にするとバランスがとりやすい。

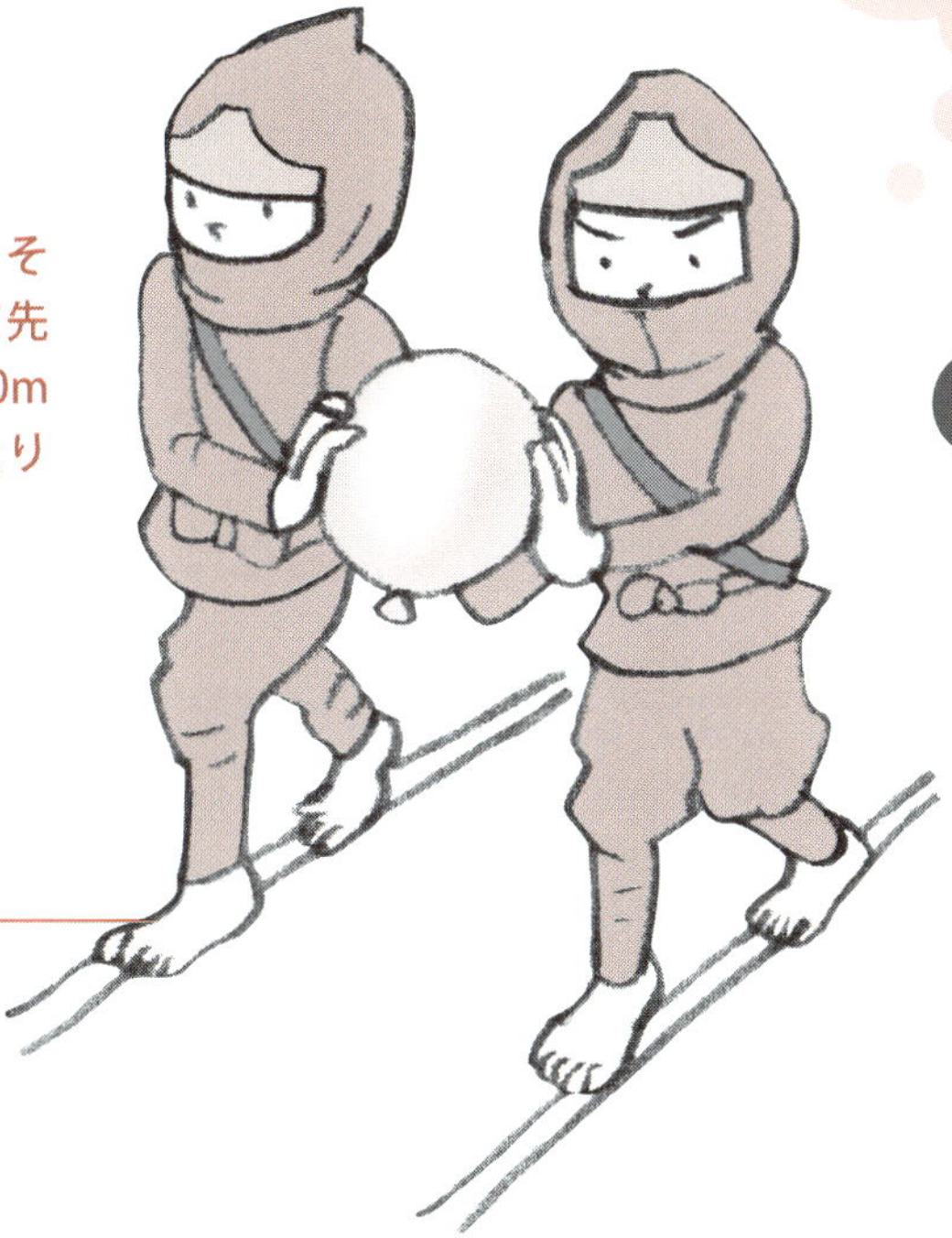

足先に集中するため、裸足でおこなう

2
綱を2本にして、2人ペアになる。外側の手で2人の間に風船を挟み、綱の上を端から端まで歩く。

チャレンジ

修行❷ 片足とび

上げているほうの足にホープ（ホースを切って輪にして、テープでとめたフープ）をかけ、落とさないように片足ケンケンをする。

修行❸ 忍び込みの術

布団干しの要領で、鉄棒にマットや布団をかける。クマのポーズ（→P26）でマットに突進。顎をひき、頭の頂点でマットを押して進む。裸足で地面をしっかりける。

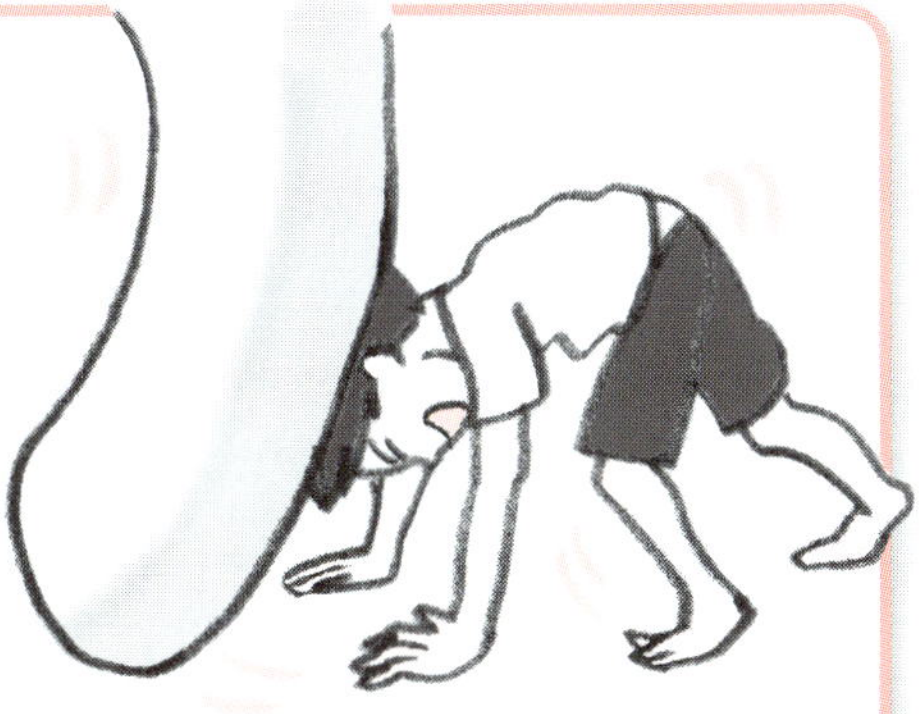

指先まで意識して手裏剣投げの達人に

手先が不器用なのは脳からの指令が末端までうまく伝わらないため。これも発達障害の特性です。運動遊びの中で手の機能を育てましょう。

ほうっておくとつまずきにつながる

生活の中で手先を使う作業は多いもの。今後さまざまな場面で活動のつまずきにつながらないよう、手の機能を育てましょう。

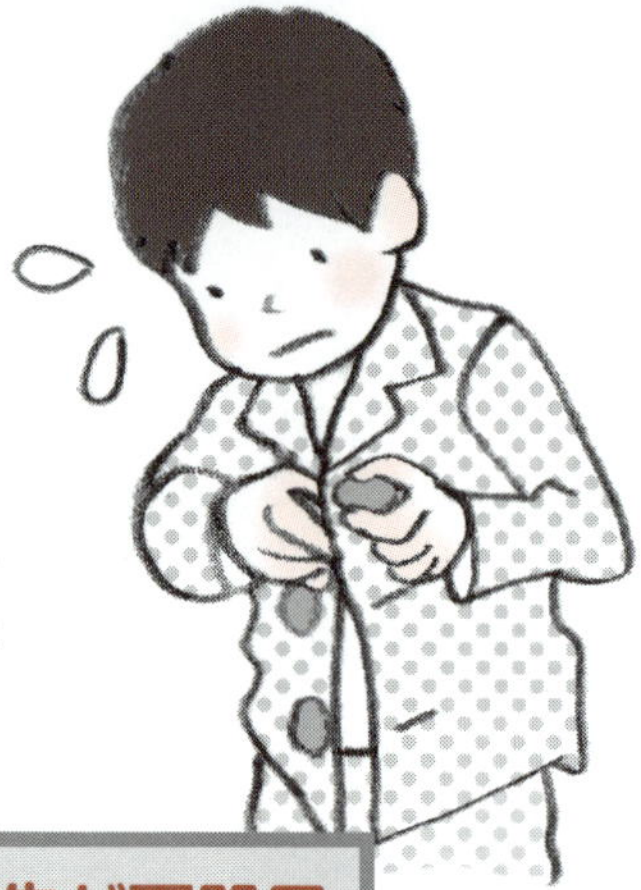

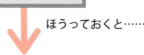

着替えでは、ボタンやファスナーのとめはずしに時間がかかる

手先が不器用

↓ ほうっておくと……

- 身のまわりのことや、黒板の書き写しなど学習でつまずく
- 苦手意識が強くなり、作業や学習が億劫になる
- 自己肯定感が低くなる

↓ 改善するには……

- 手をしっかり握ったり開いたりする
- 手のひらで体重を支える力をつける
- 手先を使って触覚を鍛える
- ものをつかんで投げる（つかみにくいものがよい）

手の機能が十分に育っていない

ボタンをとめたりはずしたり、箸を使うのが苦手なのは、手を動かす感覚の発達が未熟であるから。人間の体は中心から末端へと発達するので、手先が発達するのには時間がかかります。

手の機能の発達を促すには、手をしっかり握ったり開いたりするような、手全体を使うことが必要です。手で体を支える運動遊びも、手の機能を育てます。

ものづくり（56ページ参照）のような手先を使う遊びもおこないましょう。触覚の弱点を鍛えることにも役立ちます。

修行❹ 手裏剣投げ

触覚　固有感覚　集中力

術の極意
命中しない手裏剣ではがっかり。目標のところに力を調節して投げるのがポイント。

1
ハンドタオルを紐かテープで巻き、ボール状にする。大きめの箱を用意し、箱からの距離を３段階にして目印を床につける。

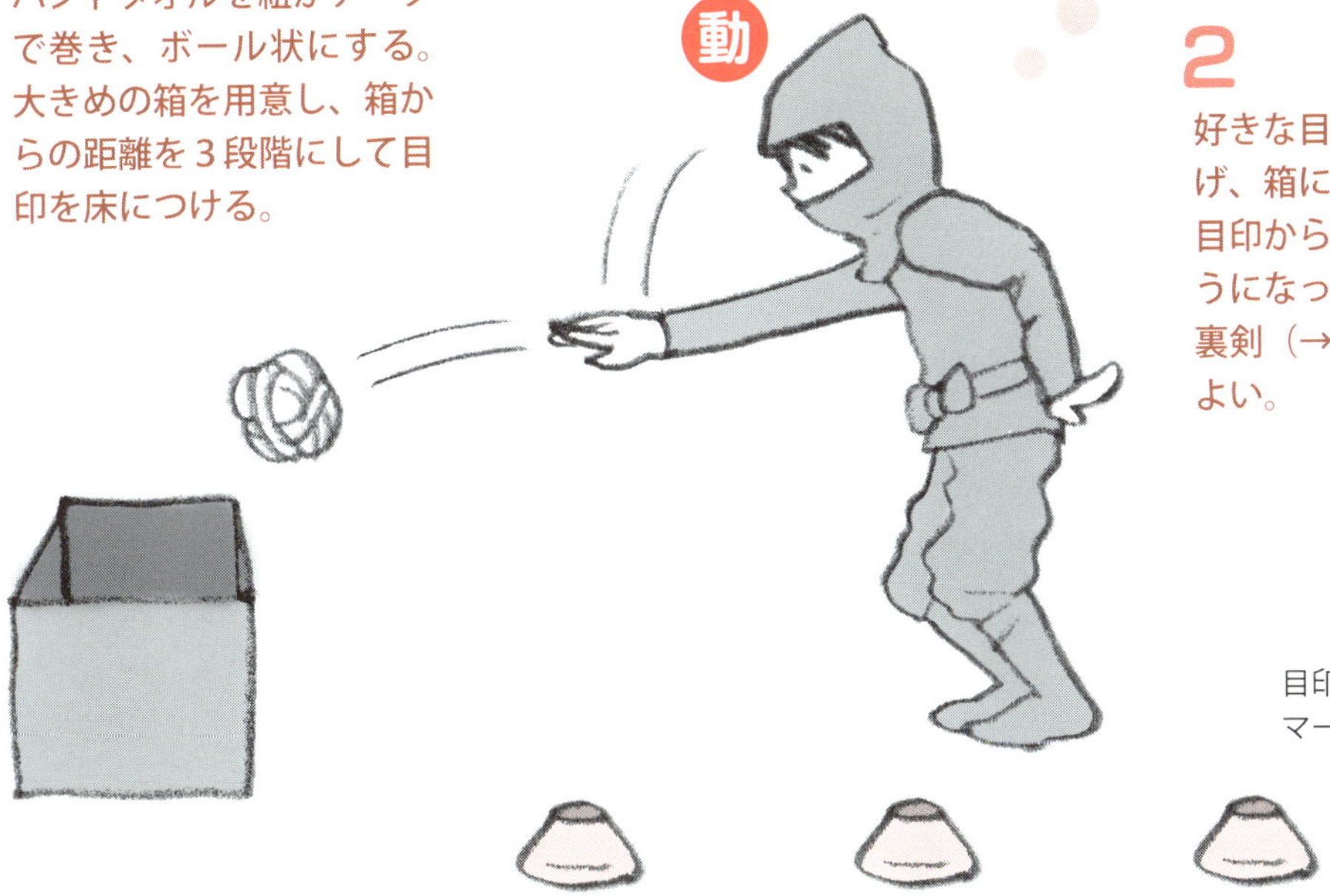
動
目印として
マーカーコーンを置く

2
好きな目印からボールを投げ、箱に入ったら一つ遠い目印から投げる。できるようになったら、折り紙の手裏剣（→ P59）を投げてもよい。

チャレンジ

修行❺ 手さぐり的中

中身が見えない箱の中に手を入れ、触って中身を当てる。ほかの運動遊びで使ったものや、砂、粘土などを入れるとよい。

修行❻ 目くらましの術

新聞紙を細かくちぎって手に持ち、高く投げる。新聞紙がすべて床に落ちるまでに、ゴール地点に向かって「ワニ」（→ P27）など、指示されたポーズで一人ずつ進む。

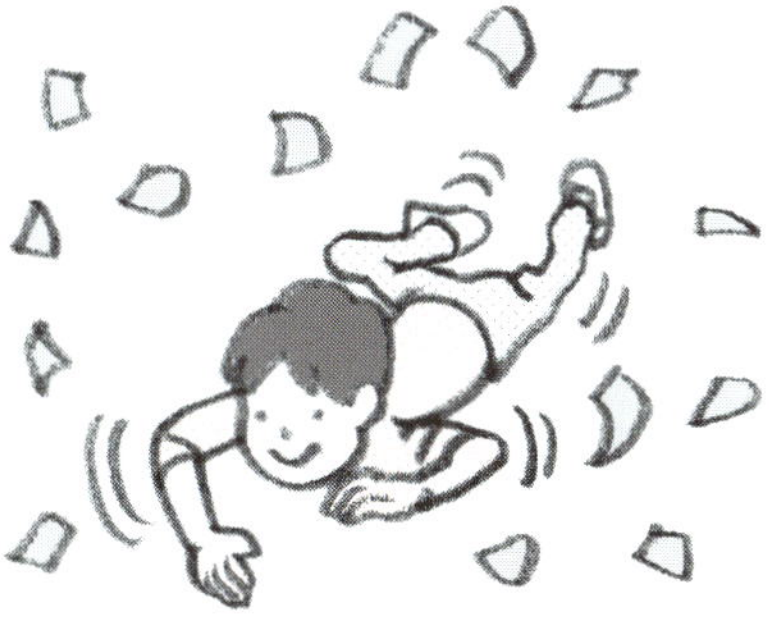

ドキドキとピタッとの切り替え力をつけよう

じっとしていられない子には、「動」と「静」の運動遊びで気持ちをじょうずに切り替えてあげましょう。集中力がつき、落ち着きが出てきます。

周りからの情報をうまく処理できないから

「落ち着きがない」「注意散漫」などと言われがちな子には、脳が周囲の情報を拾いすぎてしまっていることが関係しています。

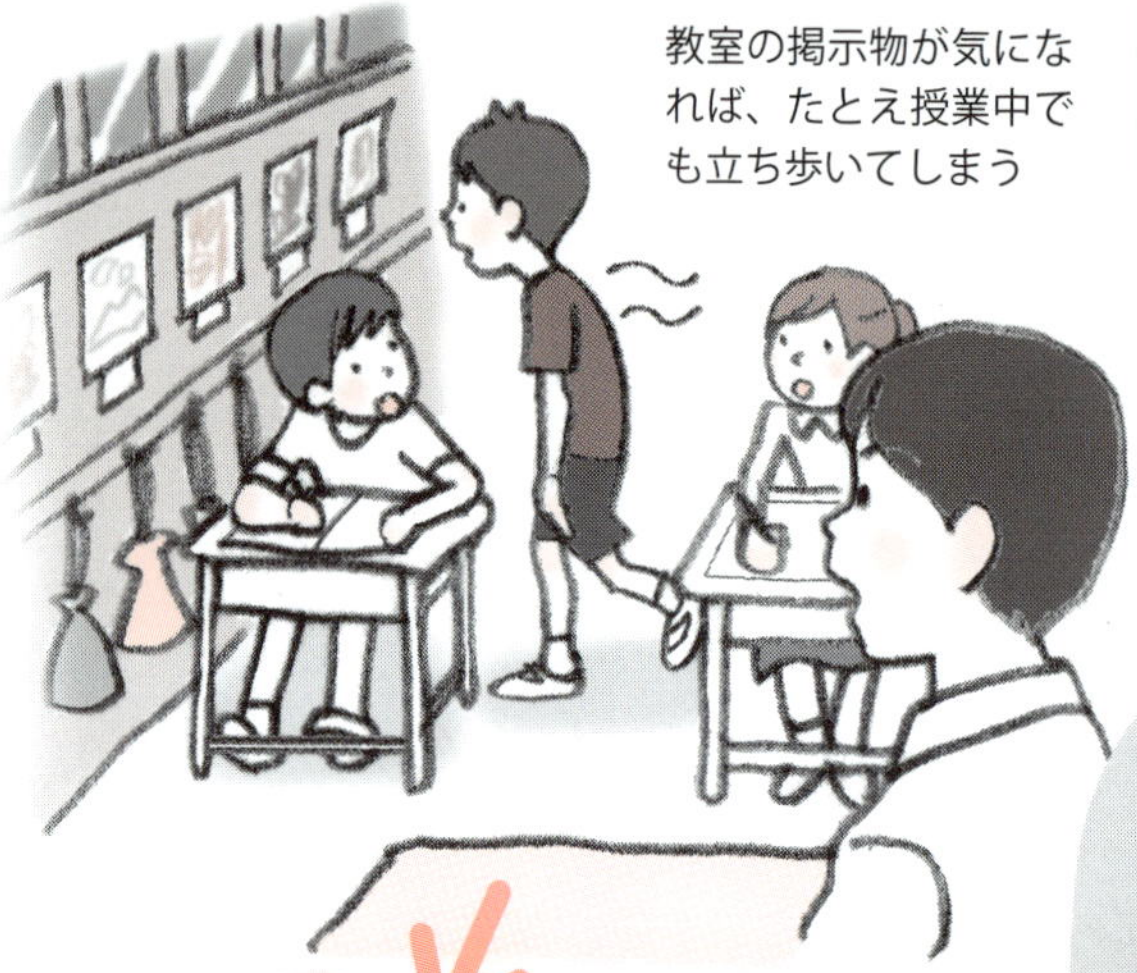

教室の掲示物が気になれば、たとえ授業中でも立ち歩いてしまう

落ち着きなく動きまわる

たえず動きまわる「多動性」や注意力に弱点がある「不注意」は発達障害の特性。

気が散り集中できない

周囲の情報を取捨選択できないため、不要な情報まで受け取ってしまい、気が散りやすい。反対に一つのことに過剰に集中することも。

「動」と「静」を瞬間的に切り替える運動遊びをしよう

活発に動いて興奮する「動」から、抑制力が必要な「静」へ切り替える力がつくことで、集中力が育つ。

まずは短い時間でも座っていられたらほめ、だんだんとその時間を長くしていこう

「動」と「静」の切り替えで集中力を育てる

発達障害には、集中できずじっとしていられないという特性があります。無理にじっとさせようとしても逆効果です。

運動遊びの研究では、体を動かして遊んだあと本の読み聞かせなど静かな活動をするほうが、集中力が高まることがわかっています。「動」から「静」へ瞬間的に切り替える修行をしましょう。

修行❼ いじわる縄とび

固有感覚　**ジャンプ力**　**リズム感**　**判断力**

足元で左右に動く縄をとぶ。大人は数をかぞえながら縄を動かし、ときどき縄を止める。子どもは縄が止まったら跳ばずに体を止める。大人は止める数のときに声を大きくしたり、動作を大げさにしてヒントを出す。

術の極意
安全なのは四角の中だけ。
毒の縄にはふれるな。

動
1、2、3！
静
体は大人のほうに向け、目は縄を見る
両足をそろえる
足元にテープで四角をつくり、その中から出ないよう定位置で跳ぶ

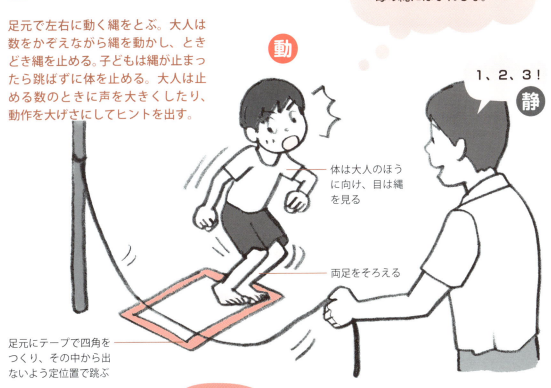

アドバイス

できるようになったら、難易度を上げてみよう。

- 縄を大きく回す
- ヒントを出さない

チャレンジ

修行❽ うずら隠れの術

クマのポーズやスキップなど自由に動く。大人の「敵が来たぞ！」の合図で、床に体を丸めてうずらのように縮こまる。敵に見つからないよう、息をひそめてじっとする。

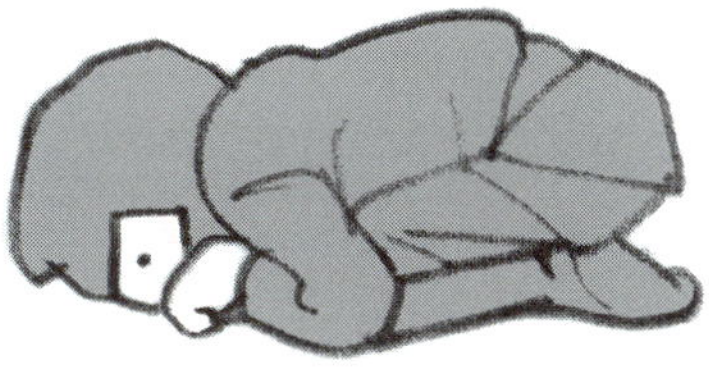

姿勢が悪い

マッスル忍者になって背すじピンッ!

長い時間姿勢を保てないのは、筋肉の緊張を維持できないから。運動遊びで姿勢を維持するために必要な筋力と平衡感覚を身につけましょう。

だらけているわけではない

　何度注意されても姿勢が崩れてしまうと、だらけているようにとられがちですが、自分の力で姿勢を維持することができないのです。

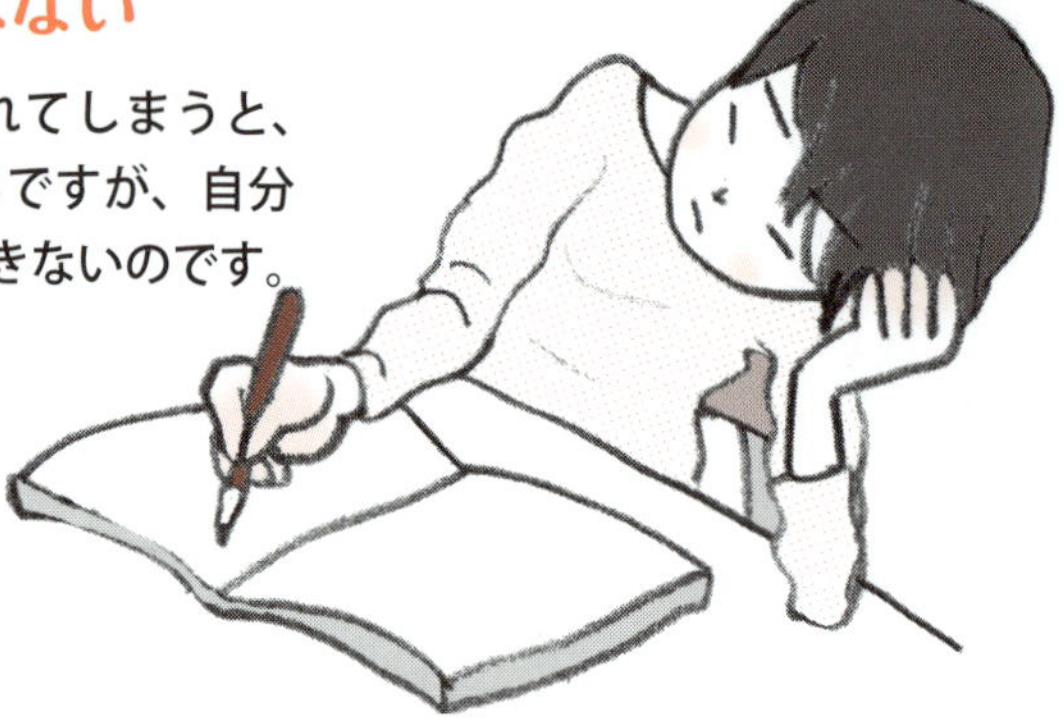

椅子に座っていても体がまがり、机に肘をついてしまう

平衡感覚が身についていない

筋肉の緊張をコントロールできていない

体のバランスをとる運動遊び

わざと不安定な体勢をとる運動遊びで、体の傾きや姿勢の安定に関わる平衡感覚を鍛えよう。

→ P67 へ

体幹の筋力をつける運動遊び

姿勢の維持に関わる腹筋や背筋、体幹の筋肉を鍛えて、筋肉の緊張のさせ方をつかもう。

→ P73 へ

筋力と感覚を身につけて改善

　人は姿勢を維持するとき、抗重力筋（背筋のように重力に対して主に姿勢を保つために働く筋肉）が働いて筋肉をちょうどいい強さに緊張させつづけています。発達障害のある子はこうした脳が無意識におこなっている筋肉の活動や感覚が未熟であるため、姿勢を一定に保てないのです。

　また、発達障害のある子は同時に複数のことを意識するのが苦手です。ほかのものに興味がわき、姿勢から意識が離れてしまうと、姿勢が崩れてしまいます。

　意識していなくても姿勢が保てるように、筋力をつける運動遊びや、バランスをとる運動遊びに取り組みましょう。

修行⑨ 空中ボール飛ばし

固有感覚　ぶら下がる力　筋力

術の極意
木の枝にぶら下がって遠くまでものを飛ばすための修行。腕やお腹の筋肉を鍛えよう。

1
鉄棒にぶら下がり、足元に置いたボールを挟む。体をブランコのように前後に振る。

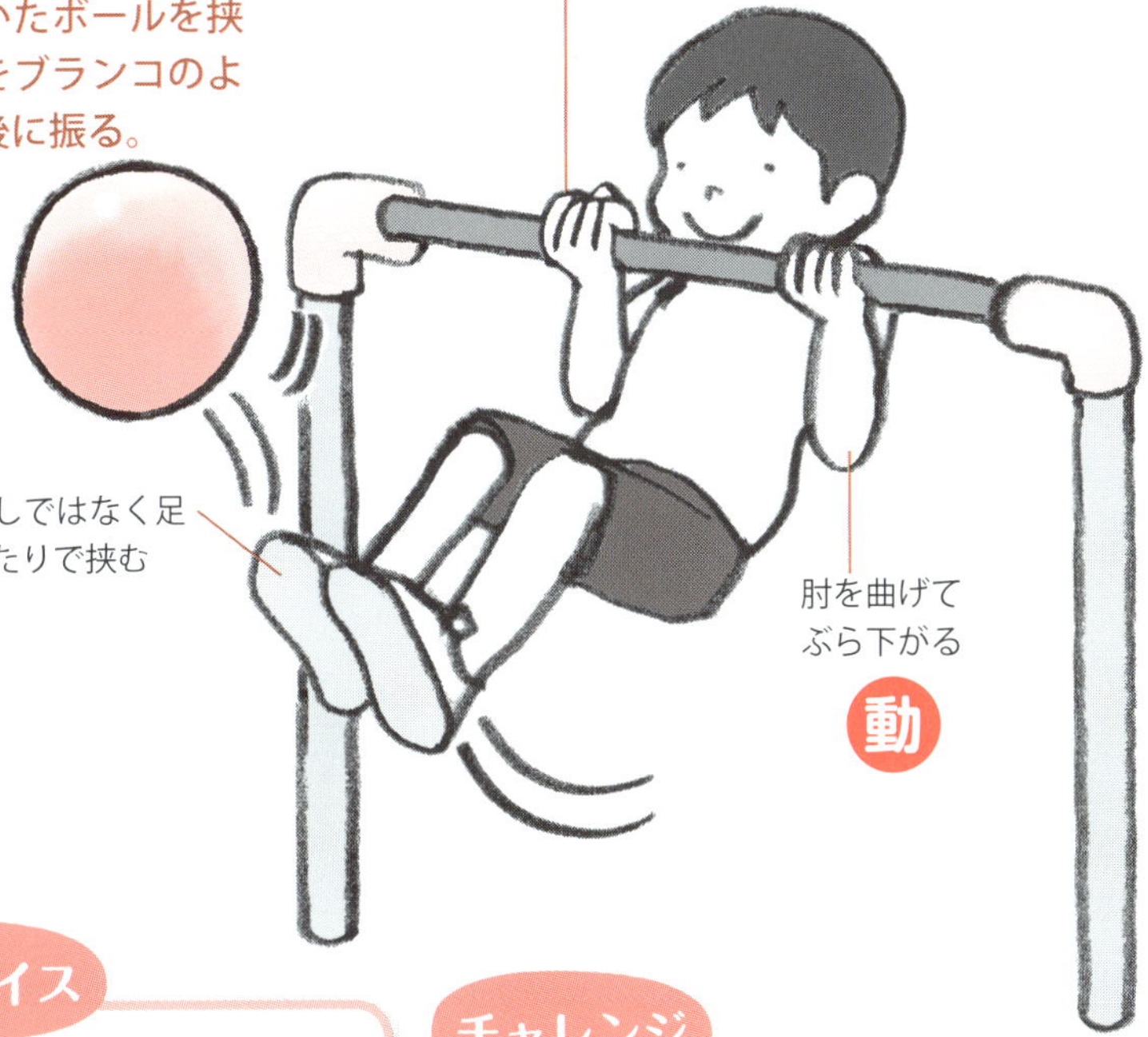
逆手で鉄棒を握る
内くるぶしではなく足の指先あたりで挟む
肘を曲げてぶら下がる
動

2
前に体が出たときに、タイミングよくボールを離して前方に飛ばす。このときにボールを挟んでいる力を緩めるのがコツ。

アドバイス

玉乗りからはじめてもいい

ボールが挟めなかったり、体を前後に振れない場合は、鉄棒にぶら下がったまま、足元のボールの上に乗ってバランスをとることでも腹筋が鍛えられる。

チャレンジ

修行⑩ 吹き矢の術

背のあるいすを間に置き、立ち膝で向かい合う。一人はティッシュペーパーを丸めてストローにつめ、勢いよく吹いて相手に当てる。もう一人はうちわを盾にしてよける。

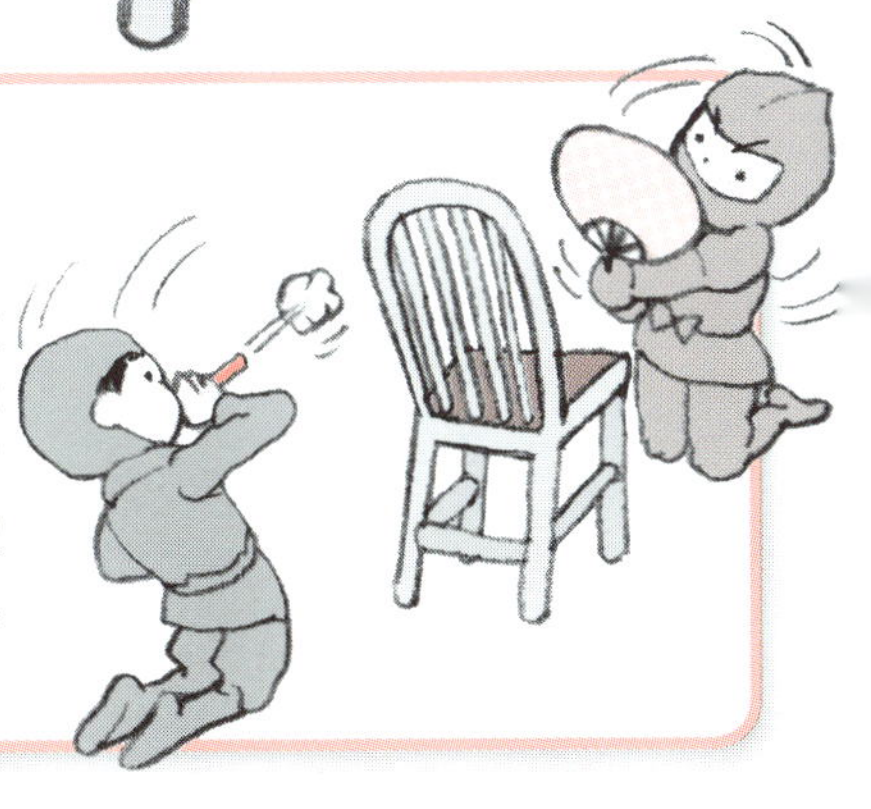

仲間とふれあって絆を強くしよう

発達障害のある子のスキンシップに対する過剰な拒絶反応は、本人の意思だけでは制御できない、触覚の過敏さが関わっています。

遊びの中で楽しくふれあいに慣れさせる

触られると抵抗したり、洋服やタグの感触を嫌がるのは、触覚が過敏だからです。発達障害のある子は、特定の刺激に対して、過敏に反応することがあります。

ふれあう遊びの中で、人と遊ぶ楽しさを感じたり、成功体験を得たりすると、ポジティブな経験から、触られることにも慣れていき、拒絶反応を起こしにくくなります。嫌がらない活動からはじめ、徐々に触る範囲を広くしたり、刺激を強くしたりしましょう。

また、反対に感覚が鈍く、刺激を求めて自傷行為をする場合もあります。そのような場合は、注意をほかにそらすなどして止め、安全を確保しましょう。

本 能的に拒絶してしまう

子どもに激しく抵抗されると、大人はとまどいますが、過剰な拒絶反応は本能的なものなのです。

触覚防衛本能

触れたものに対して、それが何かを識別する働きよりも、反射的・本能的に敵かどうかを判断する働きが強く出る。

↓

防衛行動

触れられると身構えたり、感触が嫌なものには触れないなど、いつも極端に拒絶する。

↓

闘争行動

激しく抵抗し、闘争的なほど暴れる。

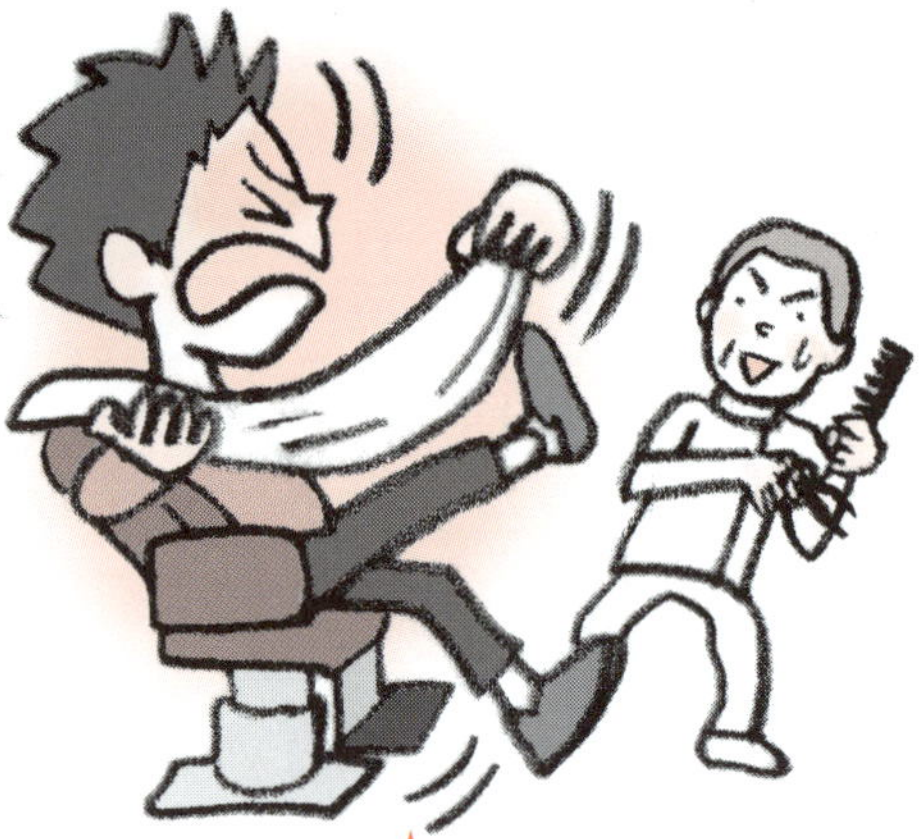

散髪をしようとしても、首すじに触れられるとジタバタと抵抗する

Point
嫌がるのは特定の部位

全身触られたくないわけではなく、首や顔、手など極端に敏感な箇所がある。

修行⑪ 狭まる足場

触覚　平衡感覚　社会性

術の極意
どんどん崩れてしまう崖の上にいるイメージ。落ちないように仲間と助け合おう。

動

1
床に1枚の新聞紙を広げ、3～5人でその上に乗る。はみ出さずに乗れたら、新聞紙を半分に折り、ふたたび上に乗る。

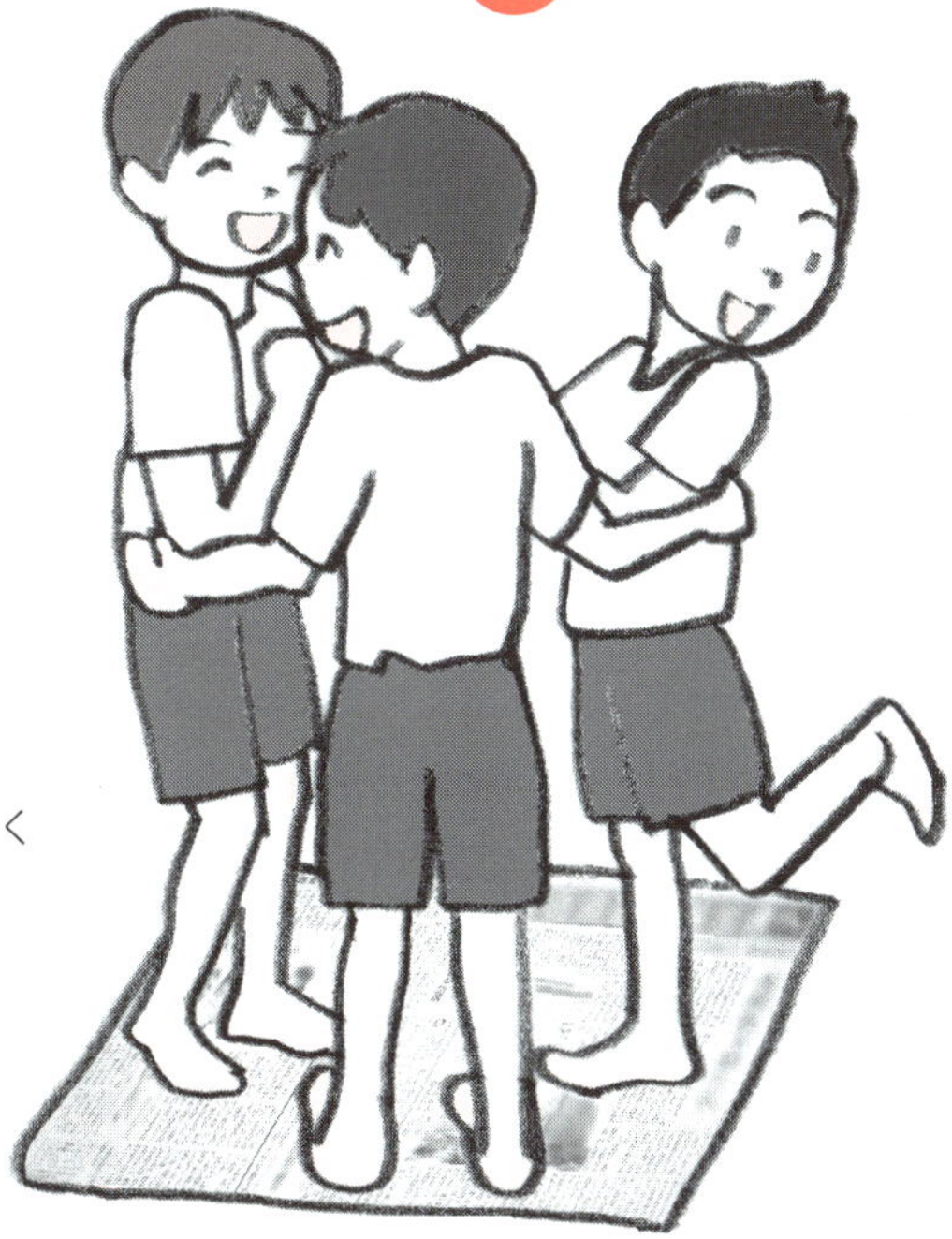

回数を重ねるごとにどんどん密着していく

2
できるところまで1を繰り返す。腕を組んで支え合ったり、おんぶをしたりしてもいい。

チャレンジ

修行⑫ お殿様を救え

1人がマットに横になり、数人で直接体を持ち上げて運ぶ。忍者たちがケガをしたお殿様を助けるイメージでやってみよう。

修行⑬ 人間棒倒し

大人と子どもで前後に並び、子どもが後ろに倒れ、大人が支える。体を棒のようにまっすぐにして倒れるとよい。

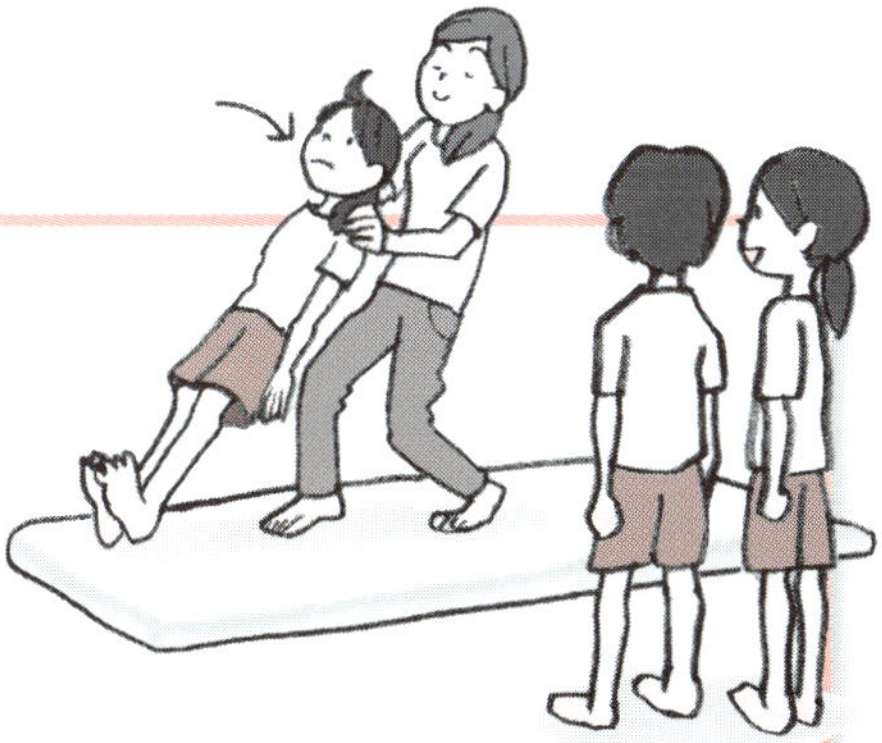

忍者のように精神統一だ！

突然話しはじめたり、友だちにちょっかいを出したり。衝動的に行動してしまう子にほしいのは、状況をみて気持ちをコントロールする力です。

がまんができないのはなぜ？

衝動的な言動をがまんできないのには、脳の興奮や、感覚のとらえ方のかたよりが関わっています。

順番待ちをしていて、なんの前ぶれもなく友だちを強く押したりする

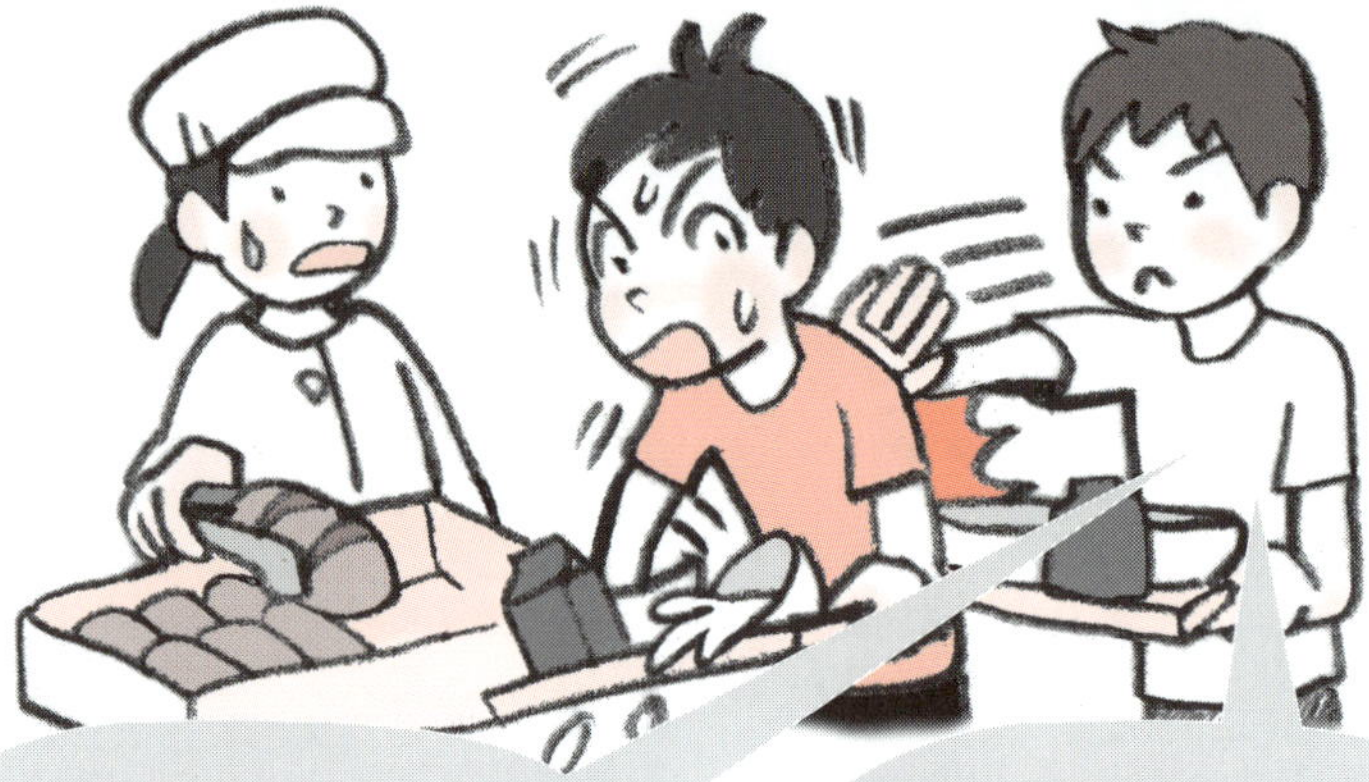

イライラがたまっている

不満や嫌なことが積み重なり、ストレスが限界を超えると、感情が爆発して抑えられなくなり、衝動的な行動となって表れる。

→ 体を動かした後に「静」の運動遊び（→ P77）

まわりの状況を正しく判断できない

いわゆる「空気が読めない」ため、まわりの様子をみながら適切な行動をとることができない。

→ 表情と感情を結びつける運動遊び（→ P84）

がまんの前に興奮を発散させる

衝動性は無理に抑え込んでもおさまりません。イライラや不満などの興奮がたまっているからです。まずは、めいっぱい体を動かして興奮を発散させた後に、「静」の運動遊びを取り入れることで、落ち着けるようになります。

また、人の気持ちや周囲の状況をみるような運動遊び（84ページ参照）もおこないましょう。

ほかの子よりもイライラの原因が多い

発達障害のある子は、ほかの子よりも苦手なものがたくさんあります。また、特性のために自分の思うようにいかないことも多く、ストレスを感じやすいのです。

修行⑭ 仲間の輪を守れ

触覚　集中力　社会性

術の極意
大切な宝物を運ぶつもりで精神を集中させ、仲間と息を合わせる。忍者は仲間との絆が大切だ。

1
２人で向かい合い、手をグーにして前に出し、手の甲にフープをのせる。胸の高さを基準として、ゆっくり頭の高さまで上げたり、腰の高さまで下ろしたりする。

2
できたら３～６人でおこなう。誰か一人でも一瞬手がフープから離れた場合はやり直す。

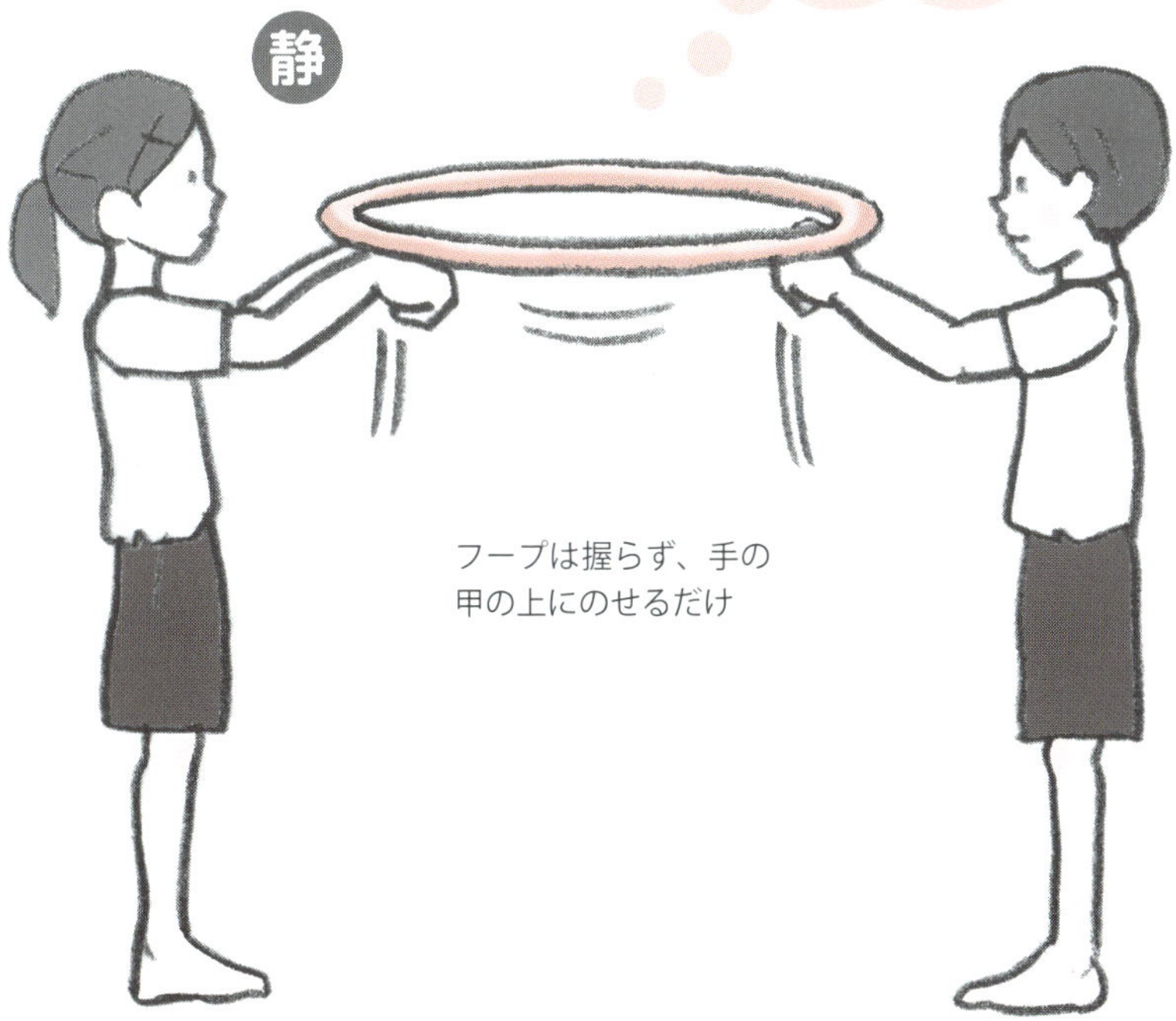

フープは握らず、手の甲の上にのせるだけ

チャレンジ

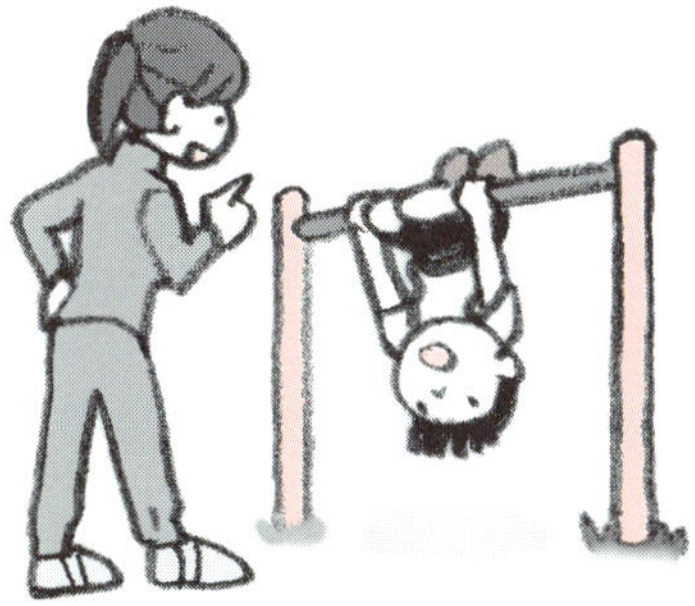

修行⑮ かしこいコウモリ

鉄棒に膝をかけてぶら下がる（最初は子どもの手を大人がおさえていると安全）。逆さのまま、大人としりとりをする。

修行⑯ 巻物運び

巻物を離れたところに置いておく。両足ジャンプで取りに行き、巻物を膝に挟んで落とさないように持って帰る。

体中にアンテナをはろう

発達障害があると、自分の周囲のものとの距離や存在をうまくつかむことができません。体の動かし方や空間のとらえ方を身につけましょう。

ボディイメージの発達で体の使い方がわかる

障害物にぶつかりやすく、体の動かし方がぎこちないのは、体の周辺の空間を認知する感覚や、体の動かし方を実感できていないからです。これをボディイメージといい、固有感覚をはじめ、平衡感覚や触覚も関係しています。

人やものとの距離をとる運動遊びで空間を認知する力をつければ、ボディイメージをつかみやすくなります。

自分の体がどこまであるかわからない

ボディイメージが発達していれば、目をとじていても自分の体がとっているポーズがわかります。発達障害のある子はこれが苦手です。

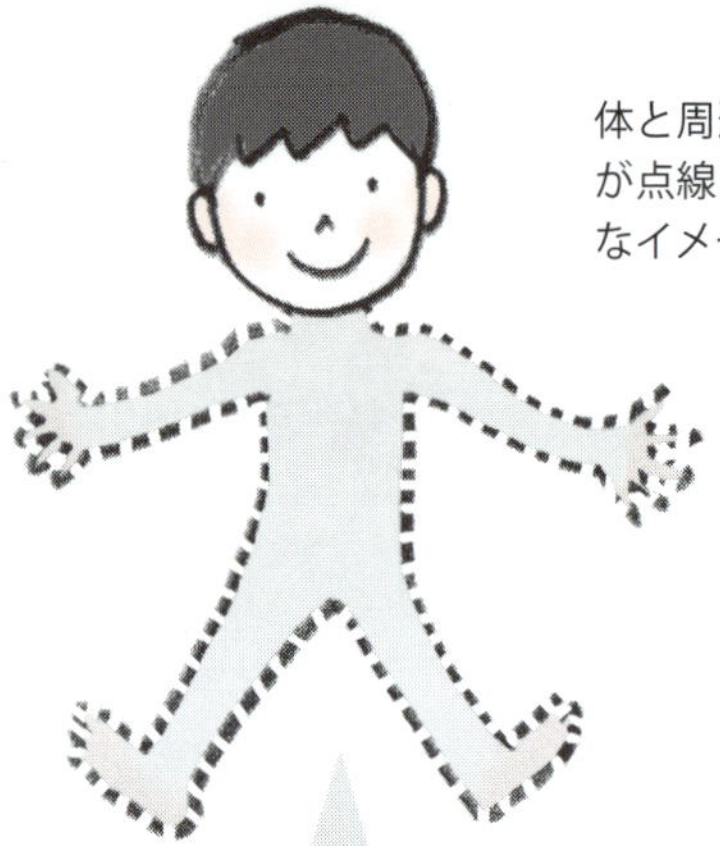

体と周辺の空間との境目が点線になっているようなイメージ

体の枠があいまい

ボディイメージが弱いと体の枠があいまいで、自分の体のサイズや幅、動かし方や位置関係が把握できない。

人やものとの距離感がつかめない

人や家具などにぶつかりやすい。友だちのパーソナルスペースを侵害してしまってモメることも。

自分の体の範囲がわからない

手足など、自分の体がどこまであるのか把握できない。運動遊びのお手本どおりに体を動かせなかったりする。

見えない部分の感覚が弱くなる

こたつに入ると気づかないうちに低温火傷していたり、ズボンをはくと足の感覚が鈍くなったりする。

自分の体がどこまであるか、まわりに何があるか、実感できる運動遊びをしよう

修行⑰ マキビシよけ

固有感覚　集中力　社会性

新聞紙の真ん中をくり抜き、上からかぶる。床に置いてある障害物を避けてゴールまで歩く。新聞紙が下に垂れるので手で支える。後ろは大人が持って歩く。

術の極意
足元がよく見えないところでも、敵にまかれたマキビシを踏まないように注意して進もう。

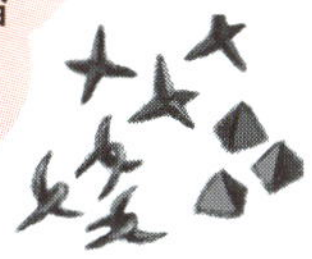

動

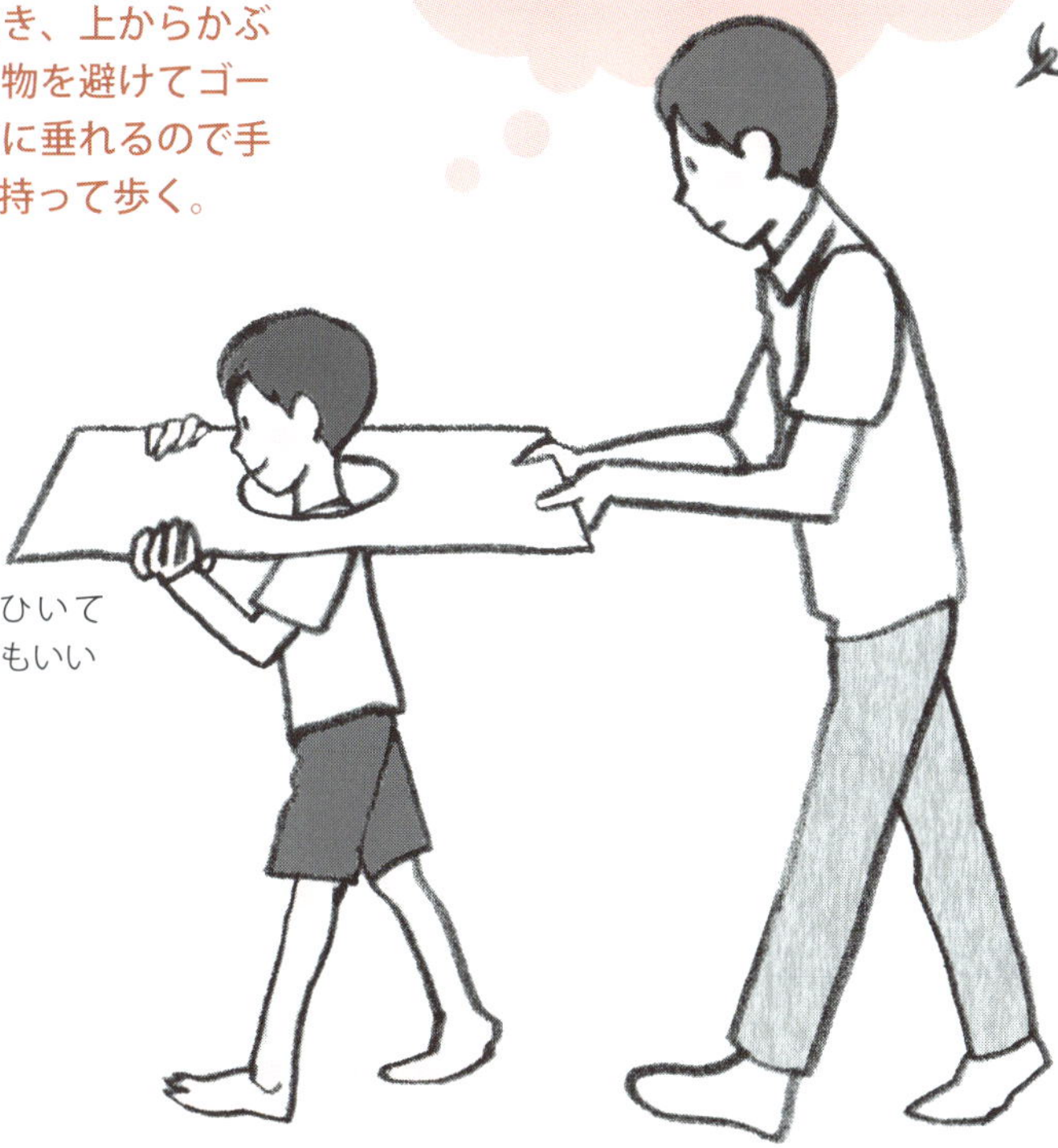

床に２本の線をひいて
コースをつくってもいい

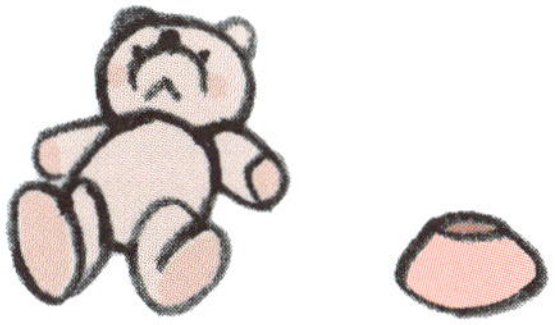

!
とがったものや転がるものは置かない

万が一踏んでしまったときにケガをしたり、転んだりするおそれのあるものは置かない。

チャレンジ

修行⑱ 二人忍び

２人で背中合わせに立ち、間に風船を挟む。風船を落とさないように、息を合わせて移動する。

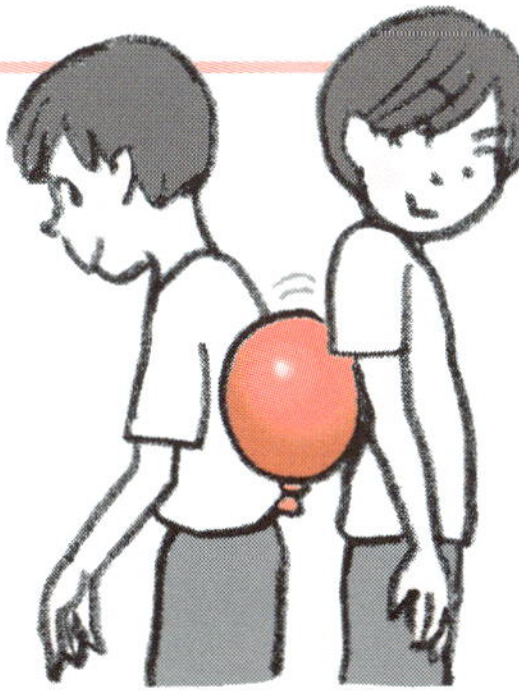

暗闇の中でもあわてずに進もう

こだわりが強い子は、変化に対応するのが苦手。自分以外の人の指示に従う運動遊びで、予想外のことにも対応できる力をつけさせましょう。

こだわりは適応力の弱さから

適応力が弱く、臨機応変に動くことが苦手な子には、次に何をするかをイラストやカードを使って、目で見てわかるように伝え、見通しを持たせましょう。

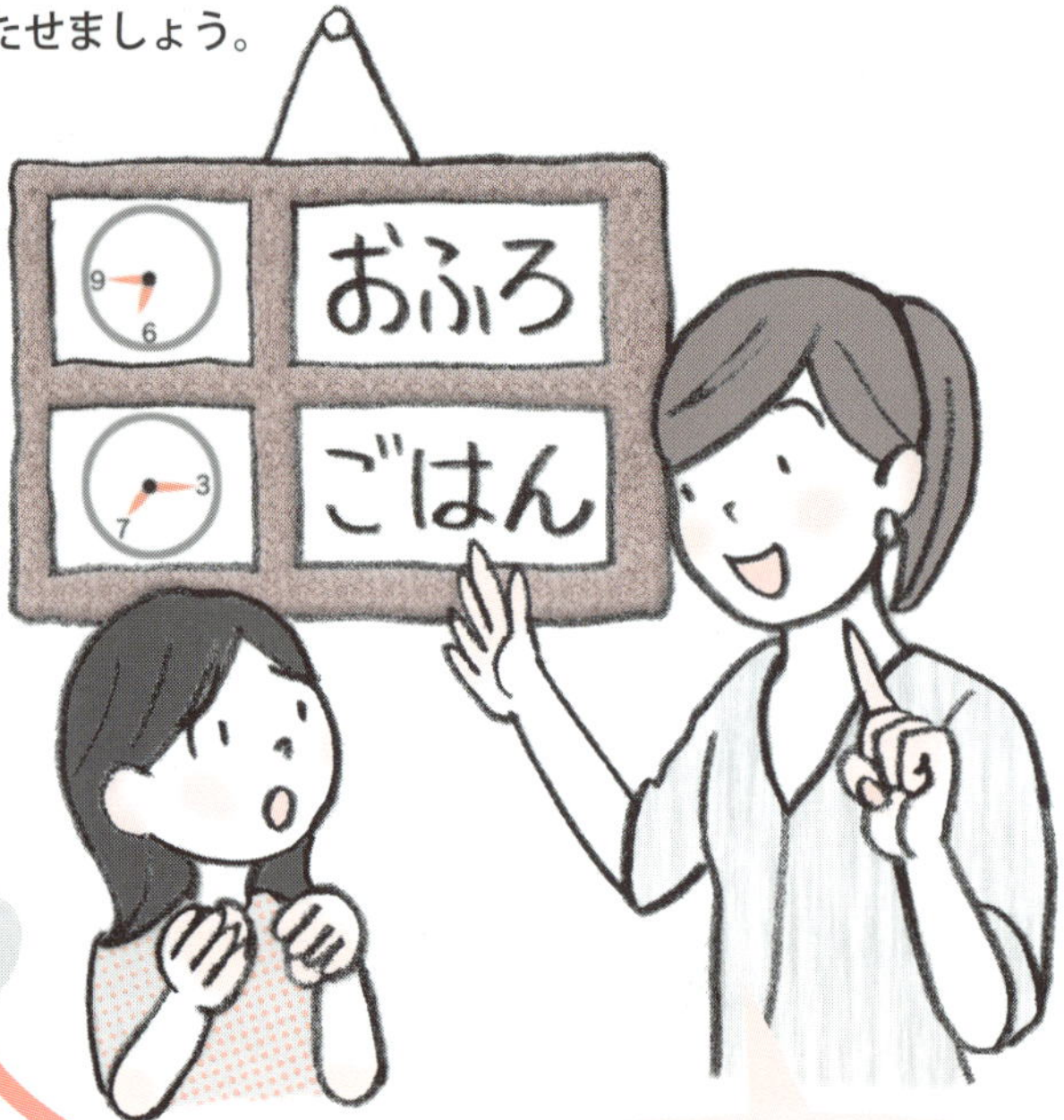

いつもは先に夕食をとり入浴はあとだが、この日だけ順番を逆にする

いつもと違うこと
＝
不安

今日はお風呂が先で
ごはんを食べるのがあと

ふだんと違うと不安になるが、次の行動の見通しが持てれば安心する

次の行動がわかれば対応できる

自分の主導権をゆずって相手に合わせる遊びを

手順や習慣など特定のことにこだわるのは、適応力が弱く想定外のことに対応できないためです。こだわりを無理に矯正する必要はありませんが、ときには状況に応じて、まわりに合わせなければならないこともあるでしょう。

相手の動きや指示に合わせる運動遊びで、自分の思いどおりにいかないことを経験させ、適応力を身につけていきましょう。

修行⑲ 暗闇を進んで敵地に潜入

固有感覚 **平衡感覚** **協調性**

障害物を置いたコースをつくる。目かくしをして、コースの地図を頭の中に描き、仲間の指示を頼りにゴールまで進む。途中で障害物に触れたらやり直し。

術の極意

暗闇につつまれた敵地は何が出てくるかわからない。仲間の指示に従って進もう。

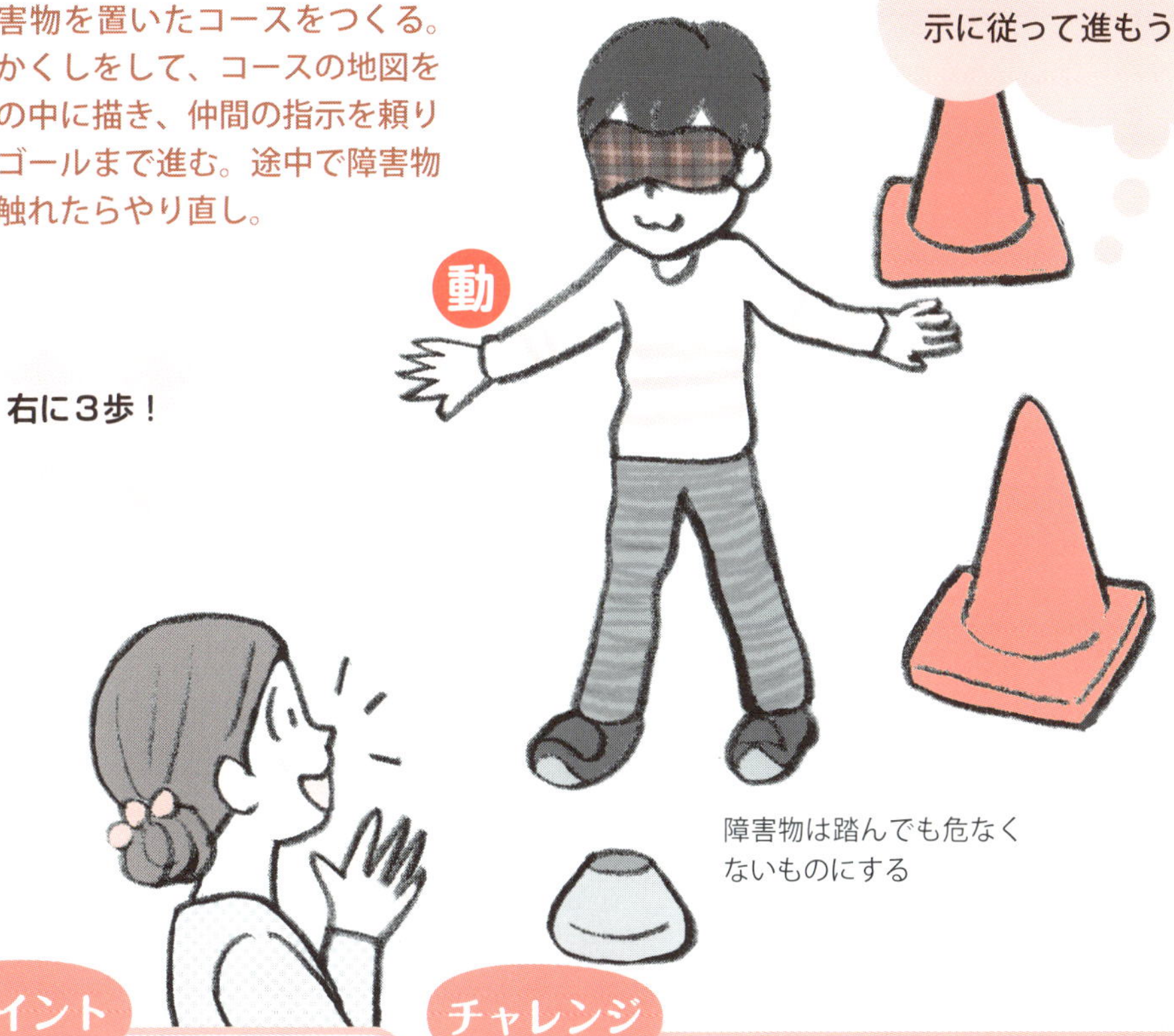
動
右に3歩！
障害物は踏んでも危なく
ないものにする

ポイント

指示は具体的に

「ちょっと」や「少し」などの抽象的な指示では混乱するので、数や方向などをできるだけ具体的に伝える。子どもに指示を出させれば伝える力も身につく。

チャレンジ

修行⑳ 暗闇で手裏剣を投げる

修行⑲をおこない、ゴールまで進む。ゴールに的を用意しておき、仲間の指示どおりに手裏剣（→P 59）を投げて当たったら成功。

修行㉑ 操り人形の術

操る役と人形役に分かれ、向かい合って立つ。操る役は動きを伝えながらポーズをとり、人形役は指示どおりに同じ動きをする。

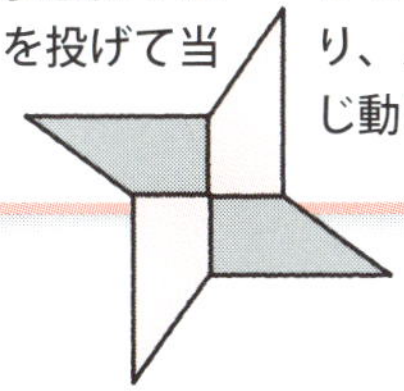

アリの力とゾウの力を使い分けよう

友だちを思いがけず強い力で突き飛ばしたりする子がいます。これには体の動かし具合を調節する固有感覚の鈍さが関わっています。

「そっと」がどれくらいなのかわからない

一見「がさつ」だと思われる子には、固有感覚の鈍さが関係しています。「そっと」や「ていねいに」などと言われても、その力加減がわからないのです。アリのような小さな力とゾウのような大きな力を使い分ける運動遊びをしましょう。

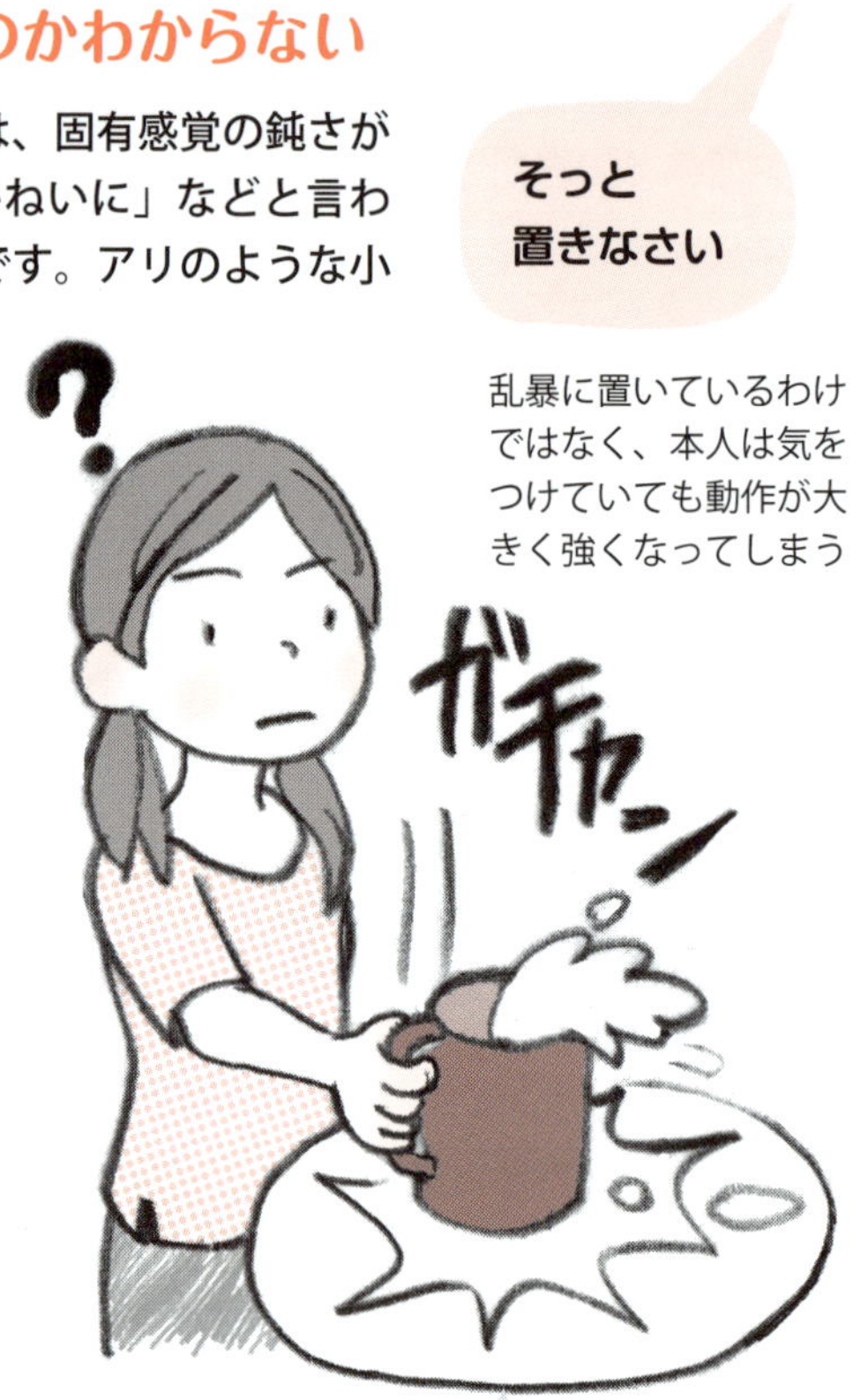
そっと
置きなさい
?
ガチャン
乱暴に置いているわけではなく、本人は気をつけていても動作が大きく強くなってしまう

関節の動かし方や筋肉への力の入れ方が調節できない

↓

力の加減が必要な運動遊びをしよう

固有感覚をみがけば力をコントロールできる

固有感覚とは、関節の角度や筋肉の張り具合を感じとるもので、私たちはふだん無意識のうちにコントロールしています。

固有感覚が鈍いと、自分の関節や筋肉を自分の思ったとおりに動かせません。力加減が調節できず、本人の意思に反して、強く大きな行動になることがあります。そのため周囲からは乱暴な子、がさつな子だと思われてしまうのです。

体をゆっくり慎重に動かす運動遊びや、力加減を調節する運動遊びで、体の動かし方をつかむ練習をしましょう。

修行㉒ ミニ分身の偵察

固有感覚　コントロール力　集中力

術の極意
自分のミニ分身を偵察に行かせるイメージ。力を調整してねらったところに止めよう。

テープで床に同心円をいくつかかき、得点を決める。テニスボールやゴルフボール*に、プラスチックのお椀を逆さにしてかぶせ、円に向けて転がすカーリングのような術。２人以上でおこない、合計点数を競う。

動

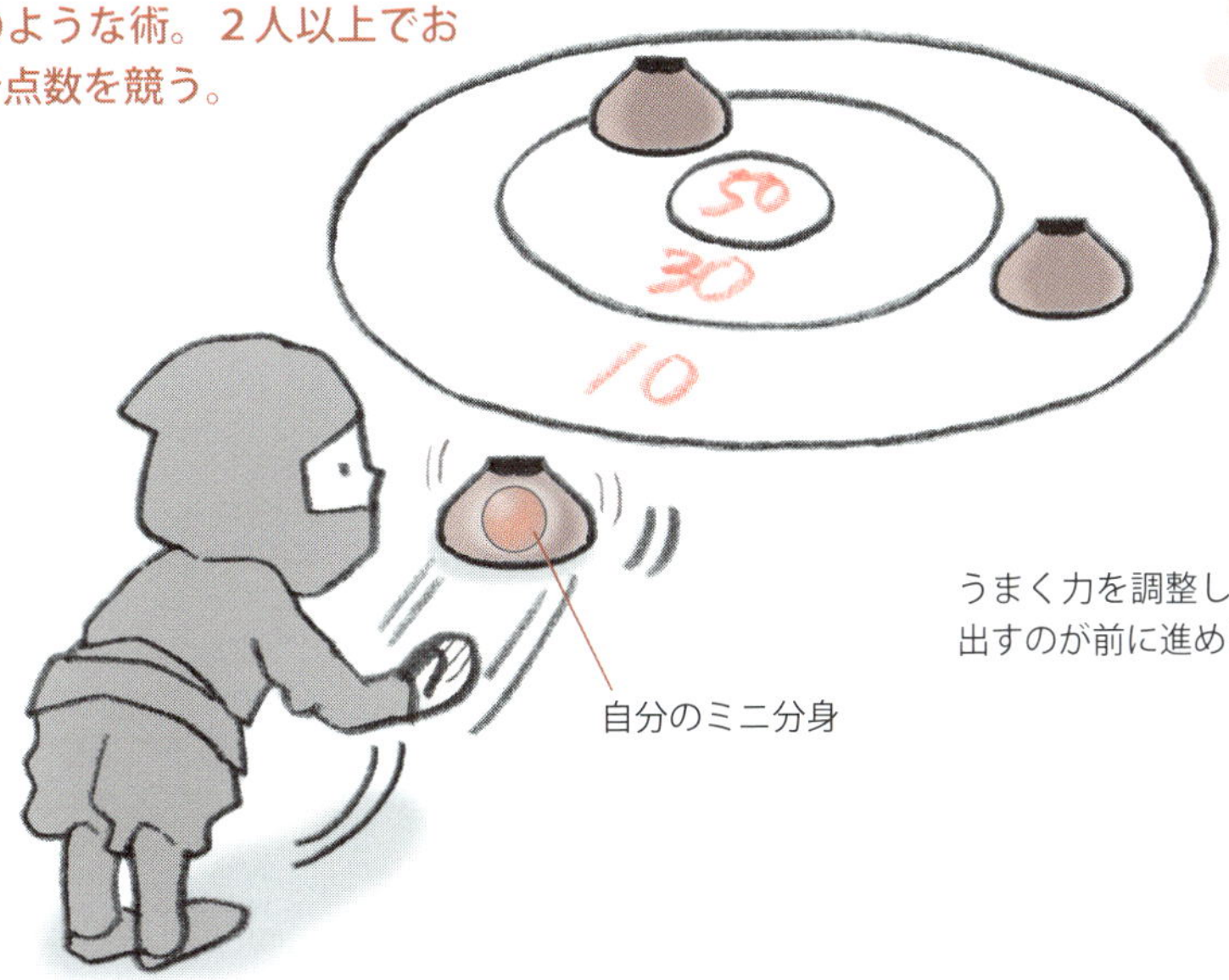

うまく力を調整して押し出すのが前に進めるコツ

チャレンジ

修行㉓ 起き上がり子法師《こほし》対決

２人が膝立ちの状態で向かい合い、手押し相撲をする。押す力や引く力が身につく。後ろに傾いても倒れずに戻ることで腹筋も鍛えられる。

修行㉔ 筒立たせ

倒した紙コップを床に置き、離れたところからゴルフボールを転がして中に入れる。ちょうどいい力加減で入ると紙コップが立ち上がる。

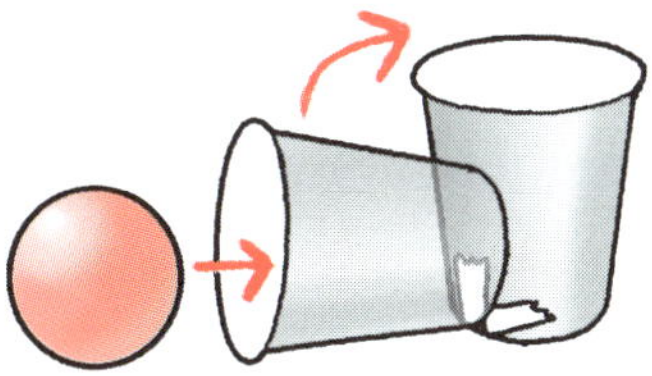

倒した紙コップの底面の１ヵ所を、床にガムテープでＬ字形にとめておく

*ゴルフボールをつかうときは、投げたり口に入れたりすることがないよう、十分留意しましょう。

心を読んでおしゃべりじょうずになろう

表情や雰囲気を読みとるのが苦手な子は、人とじょうずにコミュニケーションがとれません。相手の気持ちを考えることの大切さを教えます。

表情や雰囲気を読むのが苦手

人の表情や場の雰囲気を読みとることが苦手なため、「空気が読めない」行動をしてしまうことがあります。

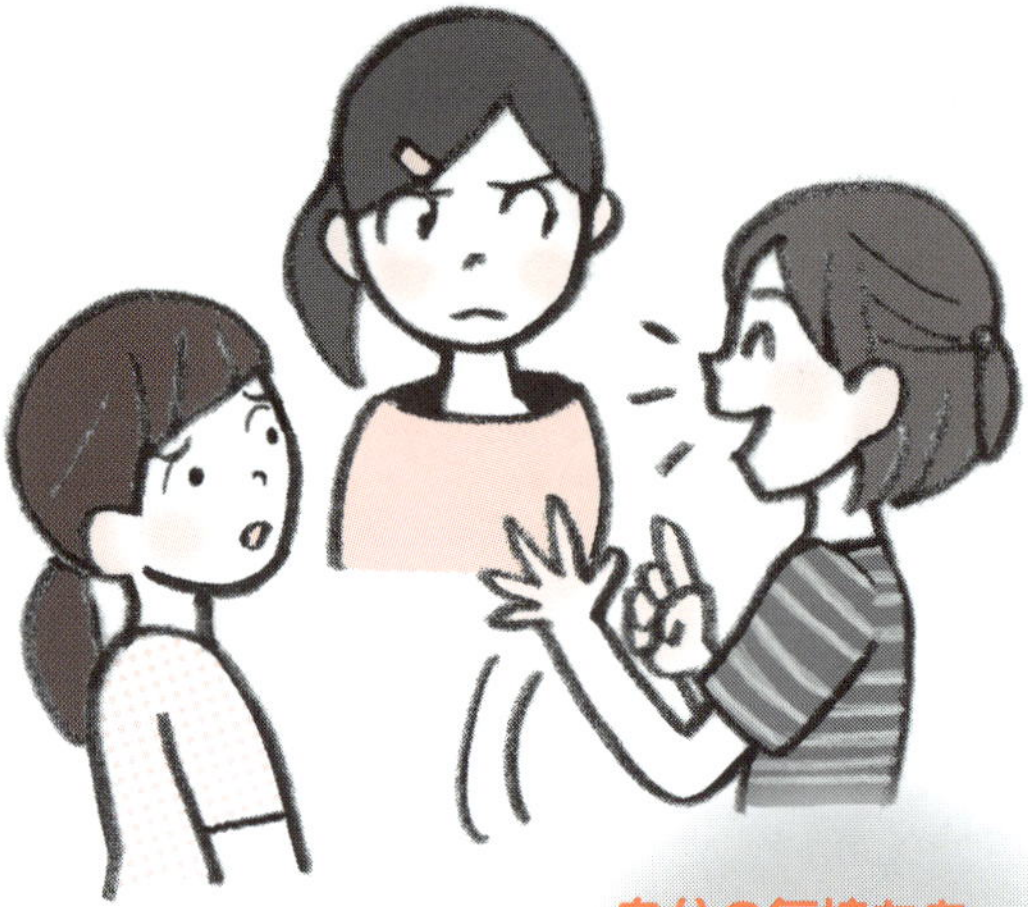

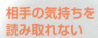

自分の知っている話だと、会話に割り込んでネタをバラしてしまう

状況を判断できない

雰囲気や状況を正しく読み取れないため、その場に合った行動を判断できない。

相手の気持ちを読み取れない

表情と感情が結びついておらず、想像力や共感力の発達が遅れている。

自分の気持ちを表現できない

感情と言葉が結びついておらず、自分の気持ちをうまく言葉にできない。

経験を重ねる

↓

適切な行動がとれるようになる

表情と感情を結びつける修行を

発達障害のある子には、人とコミュニケーションをとりにくい特性があります。運動遊びなどで経験を重ねれば、表情や言葉と感情が結びつき、適切な関わり方がわかるようになります。

はじめは大人が気持ちを考えさせたり、代弁したり、状況の見方を教えたりするとよいでしょう。

修行㉕ 変わり身の術

固有感覚 想像力 筋力

大人が指定した表情をつくり、喜怒哀楽を表現する。大人の表情を真似するところからはじめてもよい。

術の極意
潜入したときに敵に見破られないよう、いろいろな表情を身につけ、演技力を鍛えよう。

**お殿様から
ごほうびを
もらったときの顔！**

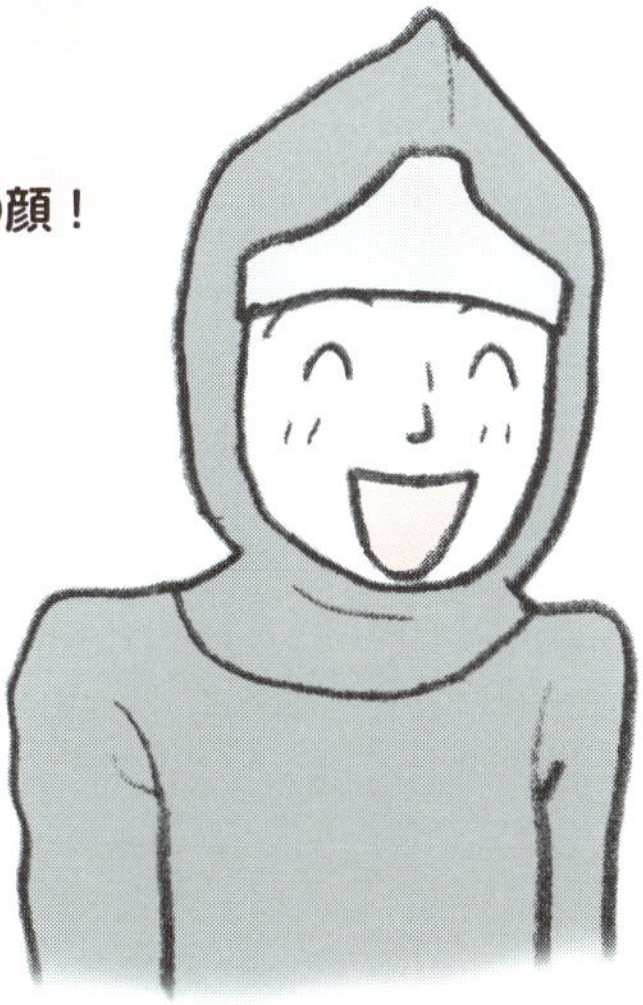

顔の筋肉をしっかり動かせば、発音や咀《そ》嚼《しゃく》の力にもつながる

静

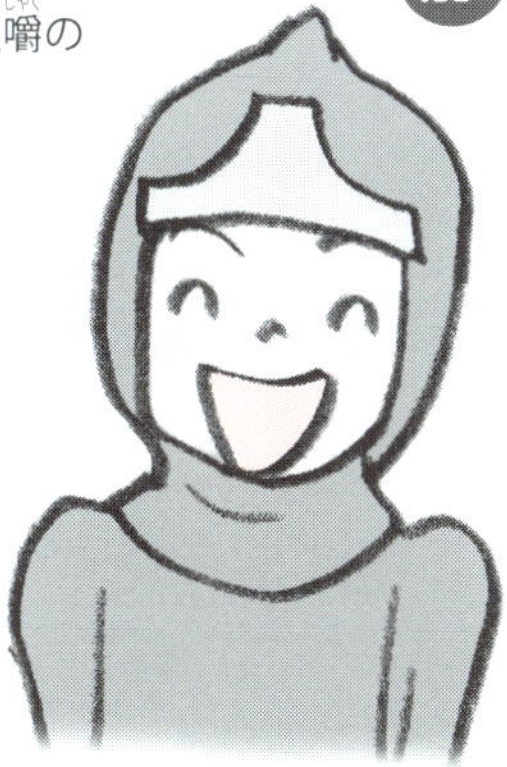

ポイント

表情の当てっこをしてみよう

表情をつくることに慣れたら、1人がいろいろな表情を見せて、それぞれどんなときの表情かを当てるゲームをしよう。

チャレンジ

**修行㉖
ヒミツの伝言**

数人で円になって伝言ゲームをする。大人からスタートして大人に戻るようにする。話す力や聞く力、社会性が身につく。

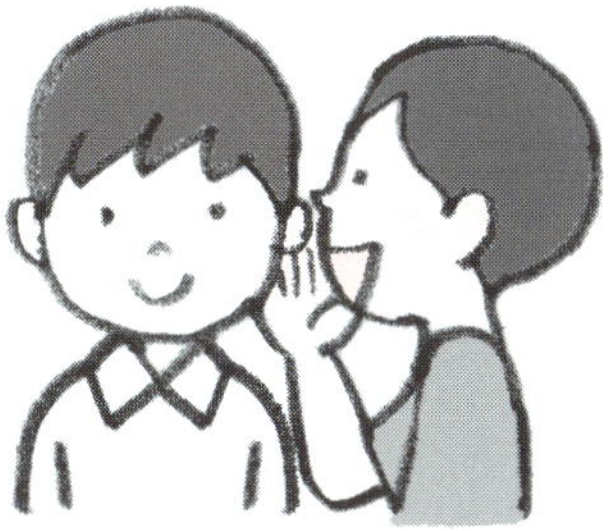

COLUMN

運動が脳のストレスを軽減する

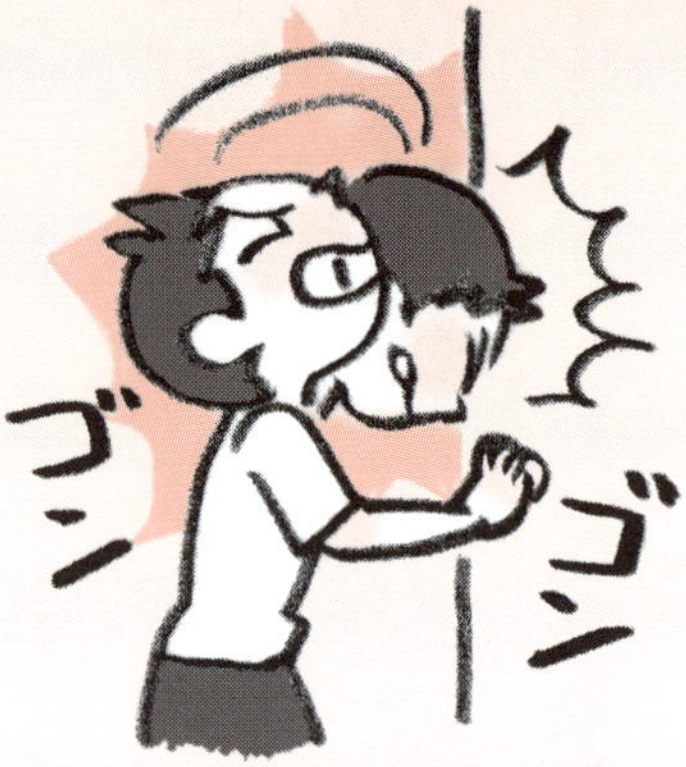
ゴン
ゴン

壁に頭を打ちつけるのは痛い。しかし子どもにはイライラやつらさがあり、それを痛みでまぎらわしていると考えられる

ストレスは脳にも悪影響を及ぼす

ＡＤＨＤや自閉症のある子どもを対象にした研究から、発達障害のある子どもは体内のコルチゾール値が高いことがわかりました。

コルチゾールはストレスがあると、脳を経て副腎皮質から分泌されるホルモンです。分泌が過剰になると脳の働きを低下させます。とくに、記憶をつかさどる海馬という部分を萎縮させる作用もあるので認知機能（記憶力）にも関係してきます。

ストレスホルモンは運動すると減少する

発達障害のある子どもがストレスを感じやすいのは、成功体験の乏しさや特性による生きづらさがかかわっていると考えられます。

運動遊びにはストレスを軽減させる効果があります。高齢者を対象にした実験では、軽い運動でコルチゾール値が顕著に下がりました。子どもでも同様の効果が期待されています。

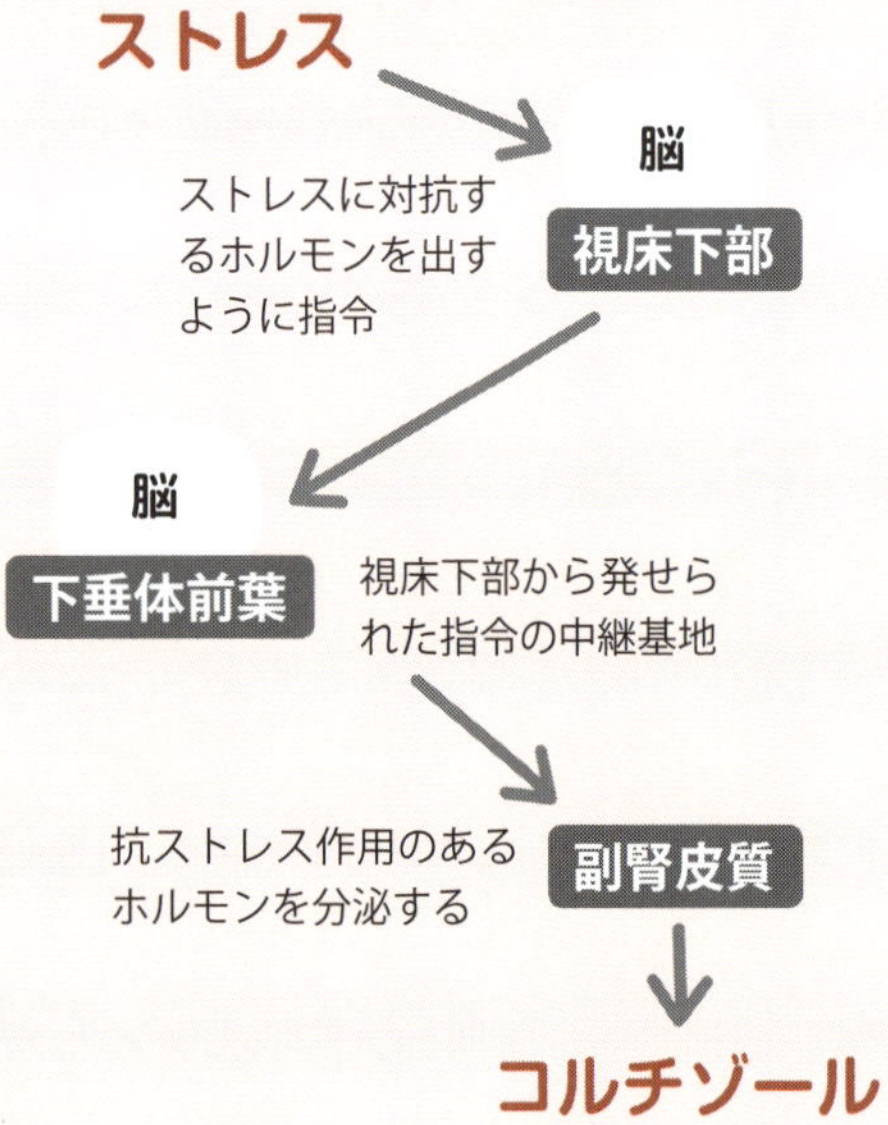
ストレス
脳
視床下部
ストレスに対抗するホルモンを出すように指令
脳
下垂体前葉
視床下部から発せられた指令の中継基地
副腎皮質
抗ストレス作用のあるホルモンを分泌する
コルチゾール

4 心と体をコントロールできる子に

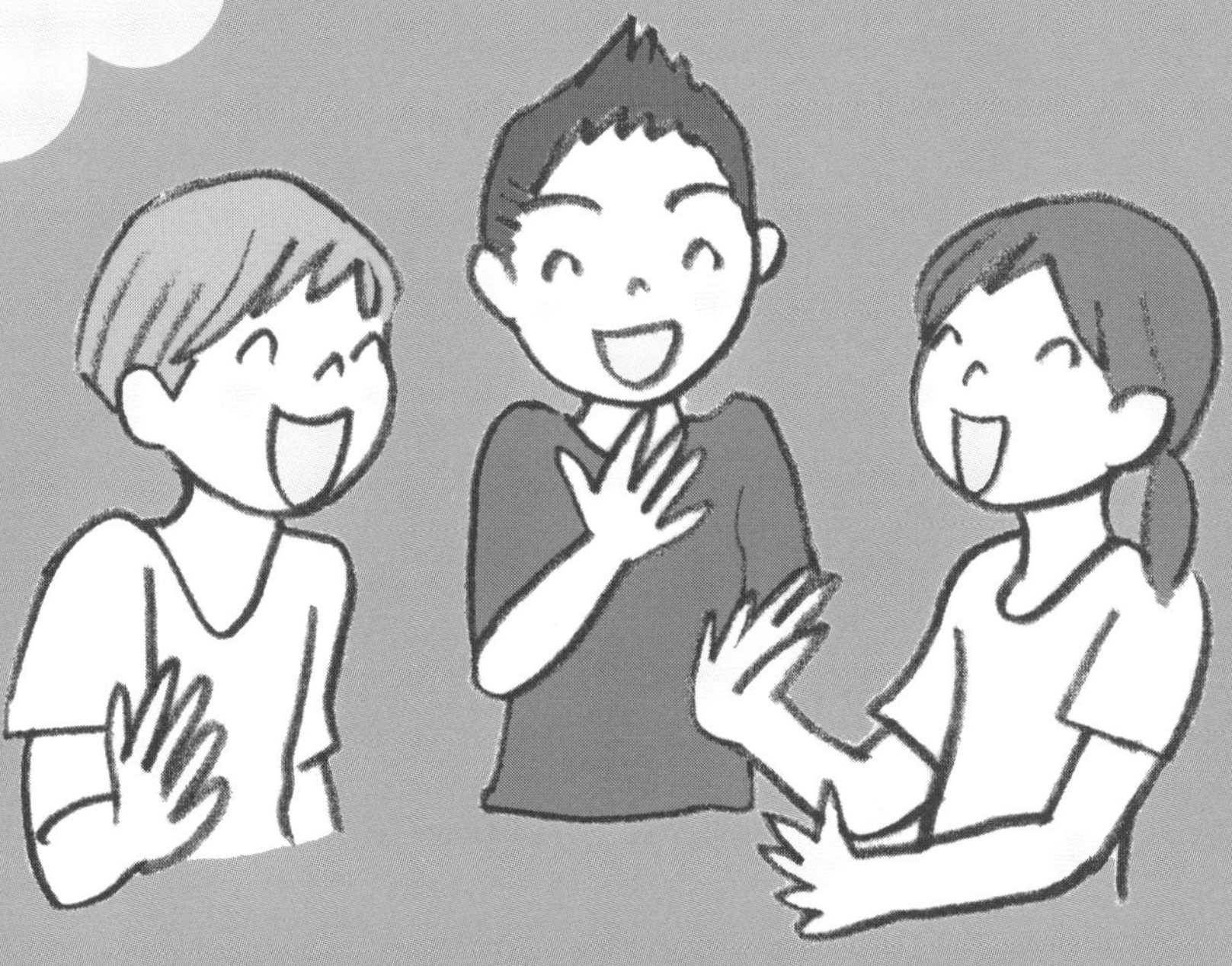

発達障害のある子に身につけさせたい力や感覚は、

脳の働きに関係しています。

運動遊びをとおして脳が発達することで、心身をコントロールし、

自分で考えて行動できるようになります。

感覚を調整する力はゆっくり育つ

発達障害のある子どもは脳の中で感覚に関する情報が混乱しています。運動遊びをくり返すうちに、感覚を調整できるようになっていきます。

脳の中が混乱している

運動遊びをおこなううちに、感覚に関する情報の受け取り方が整ってきます。脳の中で、感覚を実感し、情報が整理されるので、状況に合った言動がとれるようになります。

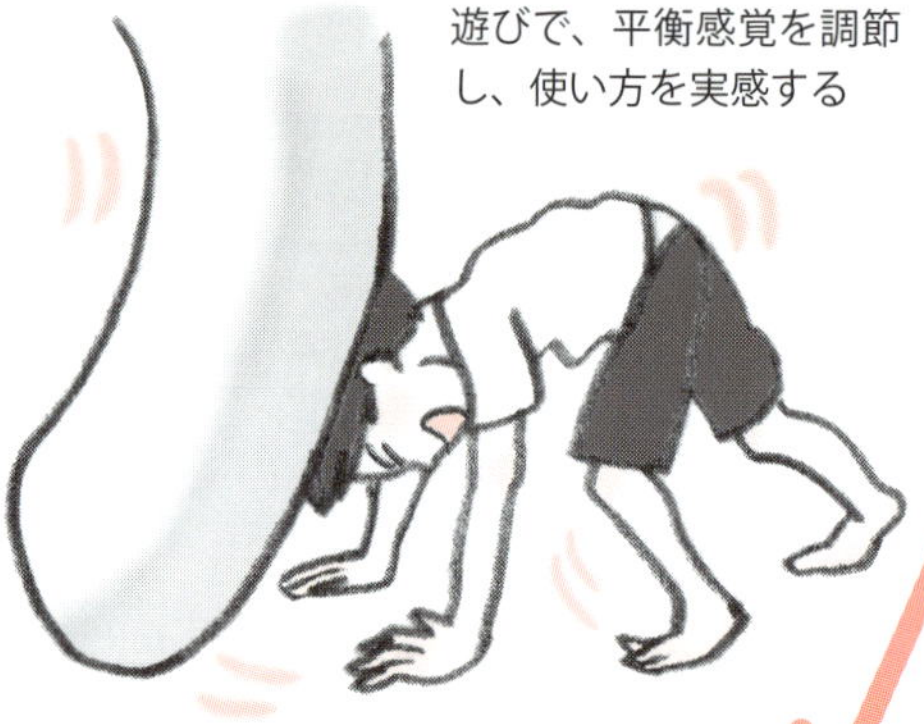

不安定な状態で進む運動遊びで、平衡感覚を調節し、使い方を実感する

感覚の受け取り方が混乱している

感覚に関する情報は外からたえず脳に入ってきます。しかし受け取り方にアンバランスがあるため、脳の中で混乱しています。

状況が理解できずその場に合った言動がとれない

運動遊び

運動遊びでは固有感覚、平衡感覚、触覚の三つの感覚を鍛えます。くり返しおこなううちに、脳に入った感覚をバランスよくとらえ、調整できるようになってきます。

感覚の使い方を実感する

感覚を調整する

感覚が整理される

その場に合った言動がとれるようになり、日常生活での困りごとが少しずつ減ってきます。

状況を理解し適応できる

感覚を実感・調整する経験を積もう

転びやすい、友だちとのトラブルが多いなどの発達障害の特性には、感覚のアンバランスが背景にあります。とくに固有感覚、平衡感覚、触覚の三つが弱点です。

これらの感覚は無意識のうちに働いているもので、私たちは生活の中で自然に身につけてきたものです。しかし、発達障害のある子どもはこれらの感覚が身につきにくいため、大人が意識して身につけさせる必要があります。感覚を実感し、調整するような経験をたくさんさせましょう。

忍者になる運動遊びは、弱点となる三つの感覚が身につく活動です。くり返しおこなううちに、脳の中で感覚に関する情報が調整できるようになります。

発達がゆっくりなだけ

発達障害のある子は心身などの発達のスピードが遅いだけで、発達の段階は定型発達の子どもとほとんど変わりません。今は弱点の感覚も、運動遊びをくり返すことで、育てることができます。

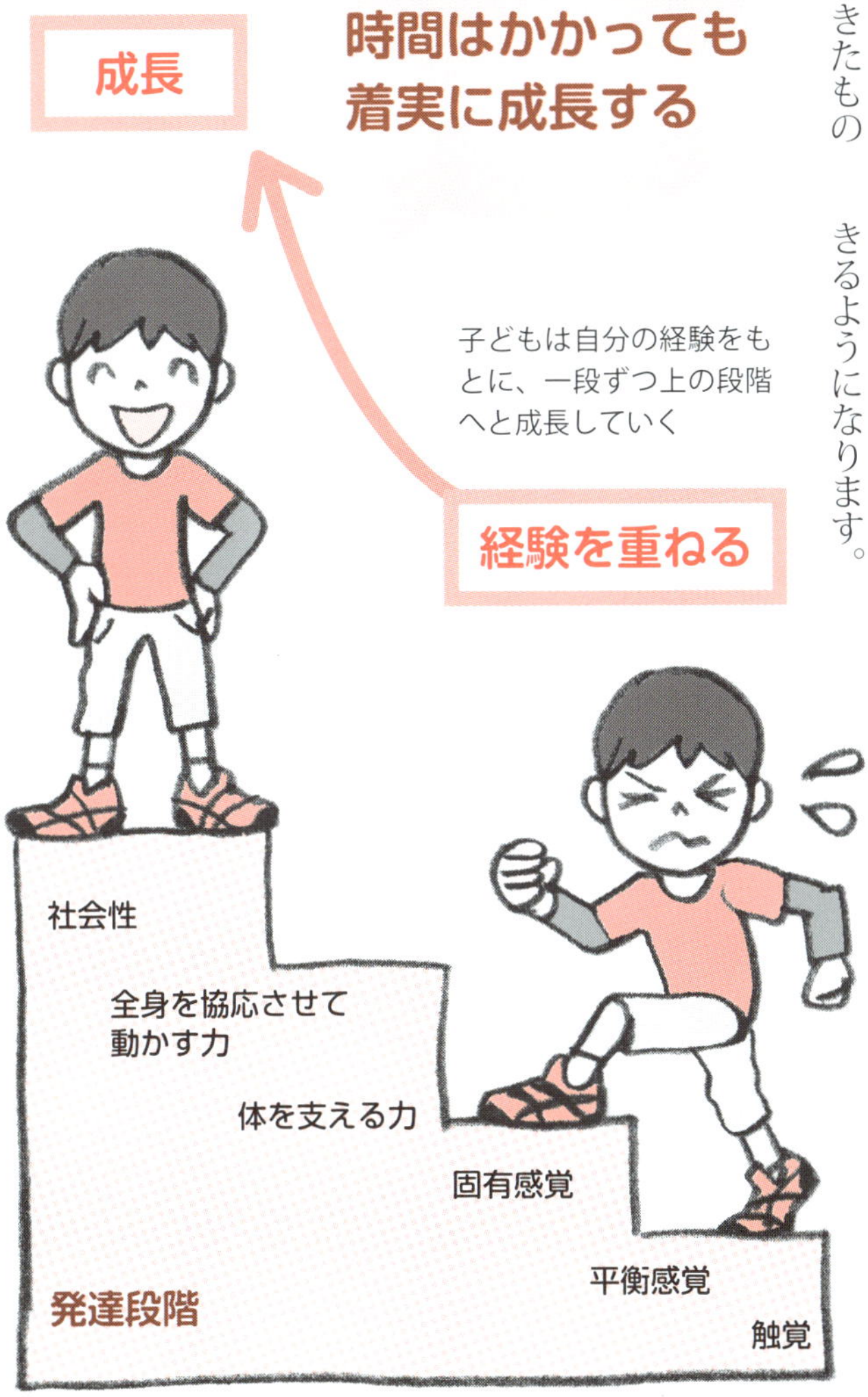
成長
時間はかかっても
着実に成長する
子どもは自分の経験をもとに、一段ずつ上の段階へと成長していく
経験を重ねる
社会性
全身を協応させて動かす力
体を支える力
固有感覚
平衡感覚
触覚
発達段階

発達障害だからとあきらめない

定型発達の子どもでも経験不足だとバランスの悪さが目立つことも。発達障害があっても経験を積むことで成長していく

「生きづらさ」改善のカギは前頭前野に

脳の中で司令塔となる部位は前頭前野。集中力や抑制力をつかさどり、状況に合った対応を考えて言動の最終決定をするのも、この部位です。

脳は場所ごとに機能が決まっている

大脳は大きく４つの葉に分かれ、さらに場所（部位）ごとに、機能が決まっています。目や耳などから入った情報は関連する部位にとび、脳全体が協応して処理しています。

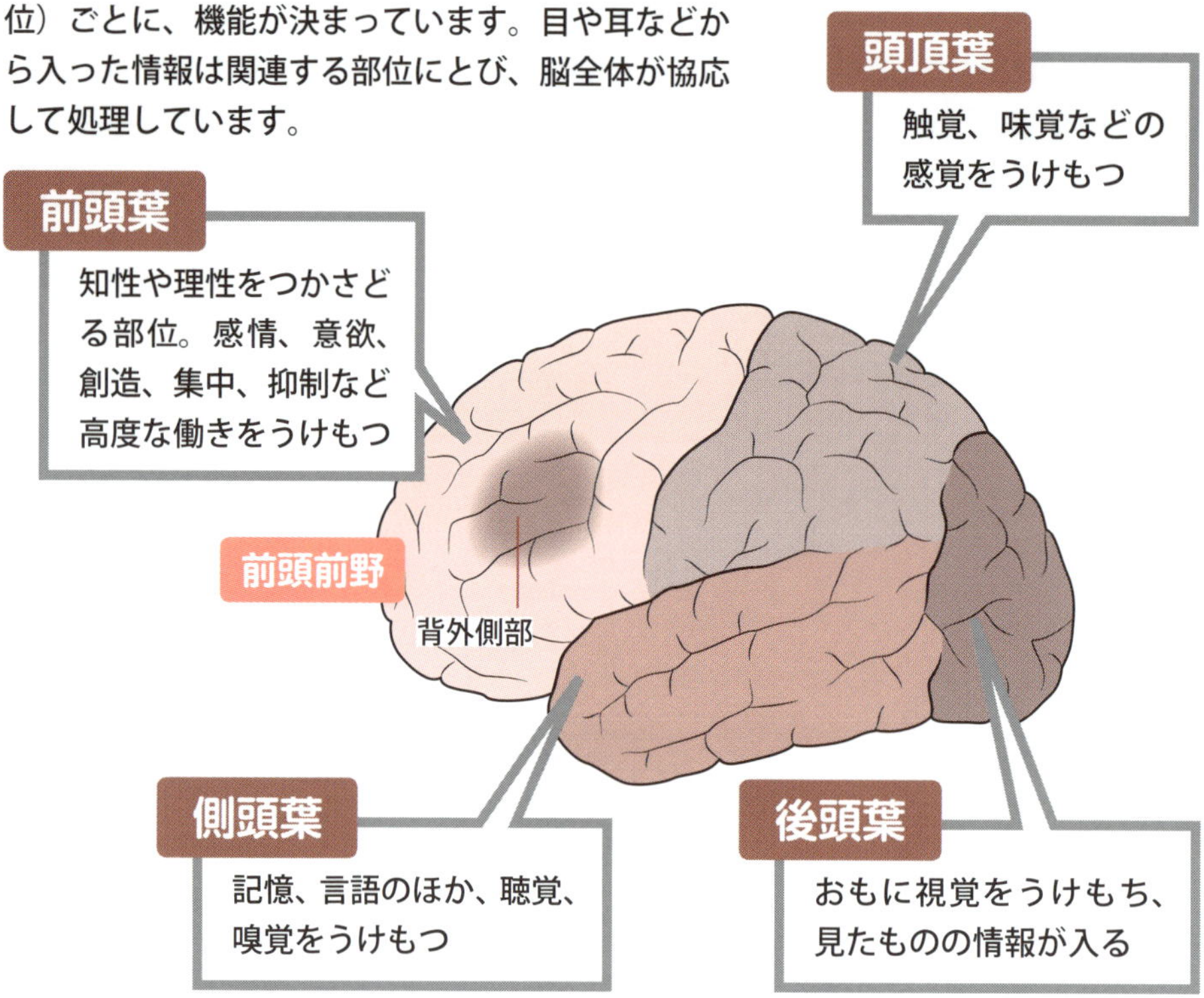
前頭葉
知性や理性をつかさどる部位。感情、意欲、創造、集中、抑制など高度な働きをうけもつ
頭頂葉
触覚、味覚などの感覚をうけもつ
前頭前野
背外側部
側頭葉
記憶、言語のほか、聴覚、嗅覚をうけもつ
後頭葉
おもに視覚をうけもち、見たものの情報が入る

発達障害のある子は前頭前野の活動が異なる

脳は部位ごとに機能をうけもち、言動の最終決定をするのは前頭前野。日常生活で不可欠な社会性など人間ならではの力を担う部位です。高度な機能をうけもつぶん、発達するには時間がかかります。

脳科学の研究から、発達障害と定型発達の子どもでは、前頭前野の活動が異なることがわかりました。とくに前頭前野背外側部《はいがいそくぶ》の活動に違いがあるようです。

前頭前野背外側部は、一休さんが困ったときに、人差し指でくるくる触るあたり。よいアイデアを出すために刺激しているのでしょう。実際に脳を直接刺激するなら、運動遊びが有効です。

脳の司令塔が言動を決める

脳に入った情報は瞬時に担当部位にとんでいきます。それらを最終的にまとめ、処理するのが前頭前野。その中でも背外側部が言動を決定する司令塔なのです。

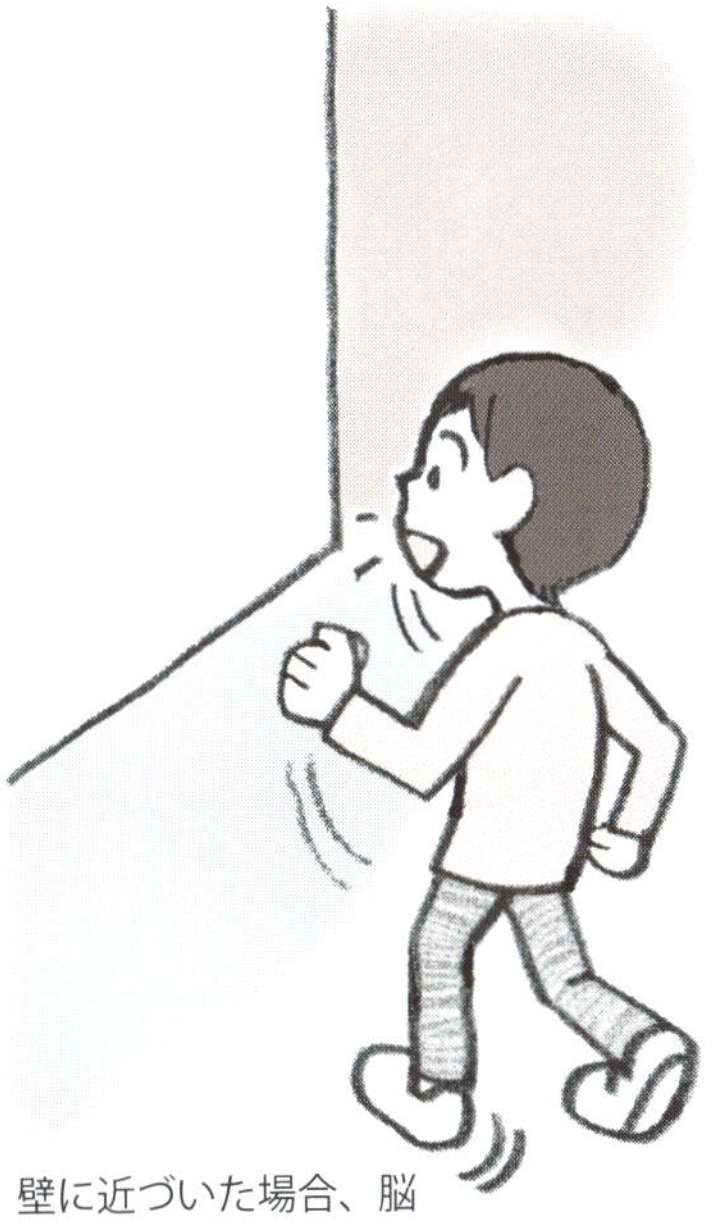

壁に近づいた場合、脳の中では多くの情報がとびかっている

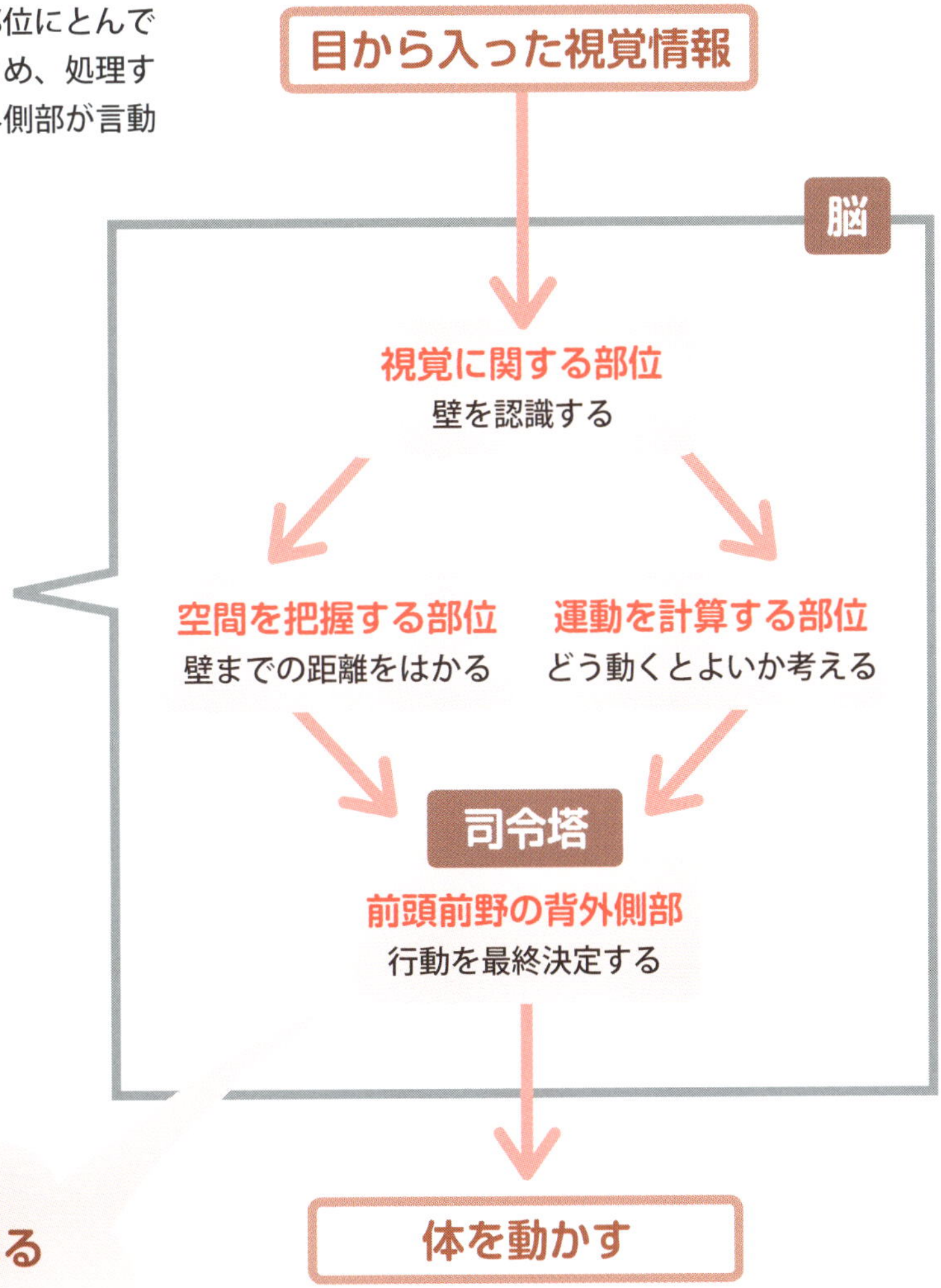
目から入った視覚情報
脳
視覚に関する部位
壁を認識する
空間を把握する部位
壁までの距離をはかる
運動を計算する部位
どう動くとよいか考える
司令塔
前頭前野の背外側部
行動を最終決定する
体を動かす

目で見た「壁」の情報が脳に入る。壁までの距離を瞬時にはかり、その情報が空間を把握する脳の部位に送られる。同時に、進行方向を変えるかどうかなどの情報も脳の中で計算される。これらの情報が統合されるのが前頭前野。

くり返しの運動遊びで

情報処理が速くなる

↓

- **生産性が上がる**
- **集中力が持続する**

心身のコントロールは前頭前野の働き

運動をする目的は、発達障害の子の生きづらさを軽減することだけではありません。実行機能を高めることが将来的な目標です。

自分を制御し進んでいく力を育てる

運動をすると実行機能が向上することがわかっています。実行機能は、計画を立て、それに向かって課題をクリアしていく力です。ものごとを認識し、判断して実行していく力で学力と密接に関係しています。脳の中では、前頭前野の背外側部が担っています。

運動遊びをおこなう目的は、発達障害の子どもの弱い感覚を鍛えることですが、将来的には実行機能を高めることです。誰かに指示されずとも自分で考え、判断し、決めた目標に向かって進んでいける大人になることです。

運動で実行機能が上がる

大人を対象に、運動と実行機能の関連をみた研究があります。運動後に実行機能を評価する課題をおこなうと、成績が上がり、そのとき、脳の前頭前野が活性化していました。

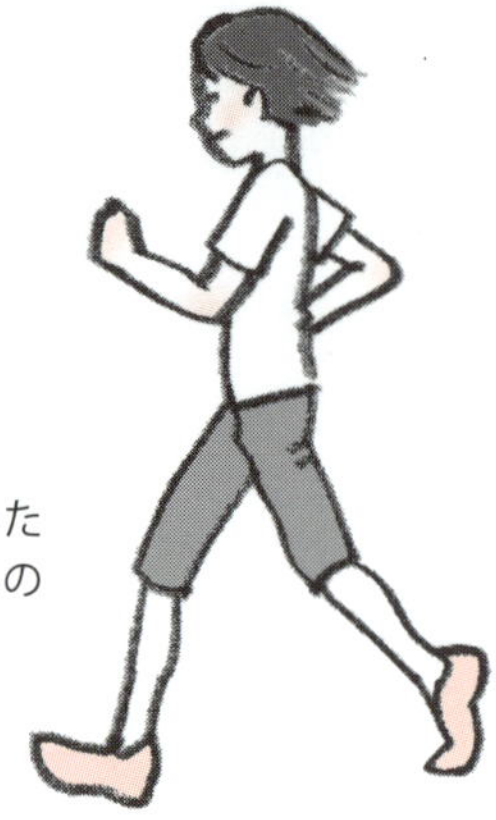

軽い運動をおこなったグループと運動なしのグループを比較した

短時間の中強度運動

中強度の軽い運動を10分間おこなった。そのあとで実行機能を評価する課題（色を判別する）*をおこなったところ、運動したほうが効率がよかった。

↓

前頭前野の活発化

そのとき脳の状態を近赤外線でみると、前頭前野の背外側部の活動が活発になっていた。前頭前野背外側部は認知機能と行動の決定を担っている。

↓

実行機能の向上

運動が実行機能を向上させることがわかった。その後に発達障害の子どもを対象におこなった研究（おはじきをひもに通す）*でも、成績が向上した。

＊『発達障害の子の脳を育てる運動遊び』（柳澤弘樹監修、講談社健康ライブラリー）参照

自分で考えて行動できるようになる

　実行機能の中心は前頭前野が担っています。脳全体の情報を集めて判断し実行を決定する部位です。発達障害のある子に運動遊びをすすめるのは、前頭前野の発達を促し、実行機能を高めることを目標とするからです。

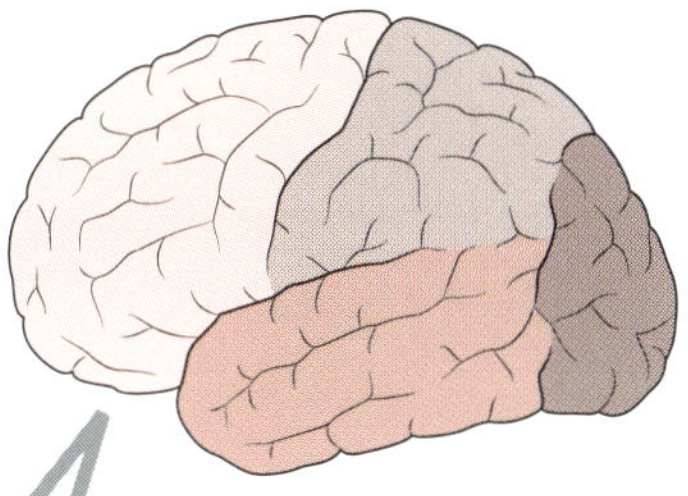

前頭前野が担う力

- 集中力、抑制力
- やる気、創造力
- 気持ちをコントロールする力
- 相手の気持ちを理解する力
- 推測、意思決定をする力
- 情報を取捨選択する力

発達が促されると

- ものごとを順序立てて考えられる
- 課題の解決方法を選択できる
- 臨機応変に対応できる
- 人とコミュニケーションがとれる

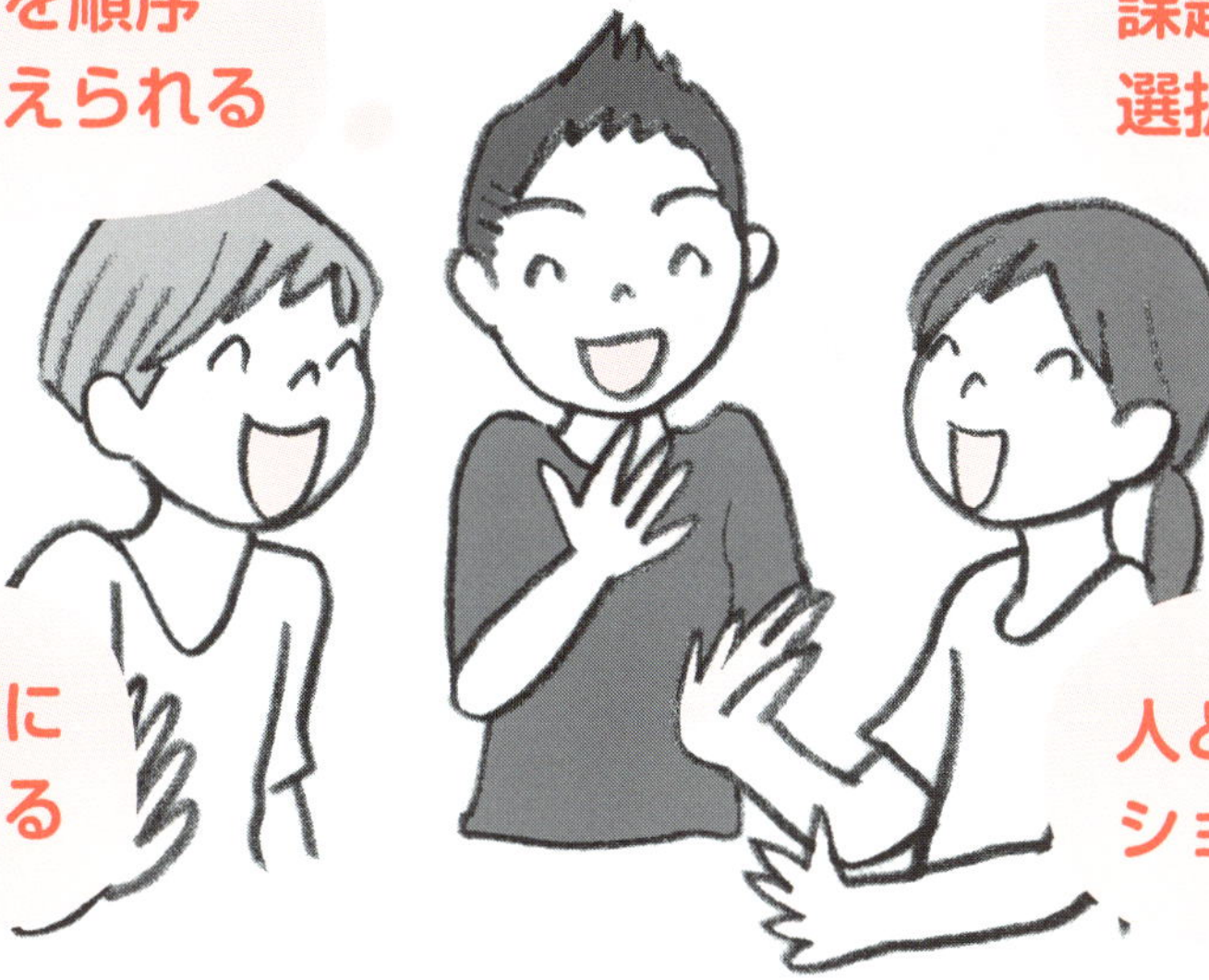

相手の気持ちを考えながら会話ができるなど、社会性も育ってくる

楽しい運動遊びは脳を広く刺激する

よい気分のときは、脳は多くのことを吸収できる状態になっています。楽しい運動遊びで脳を広範囲に刺激し、発達を促しましょう。

楽しさが子どもの心理状態を左右する

人間の心理状態を覚醒度と快適度から４つに分類して考えてみます。人が多くのことを吸収するのは、快適で軽く覚醒しているときです。

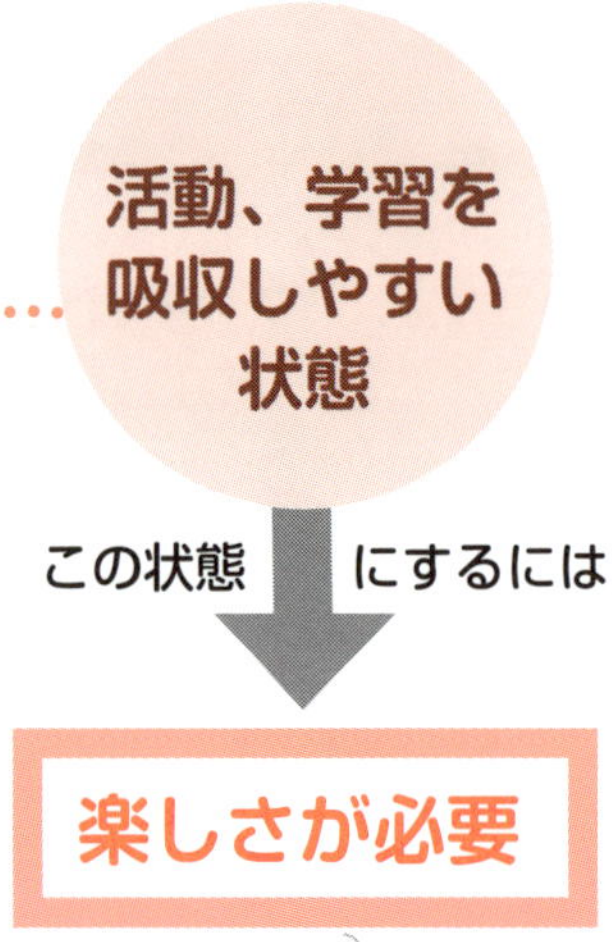

活動、学習を吸収しやすい状態
この状態にするには
楽しさが必要

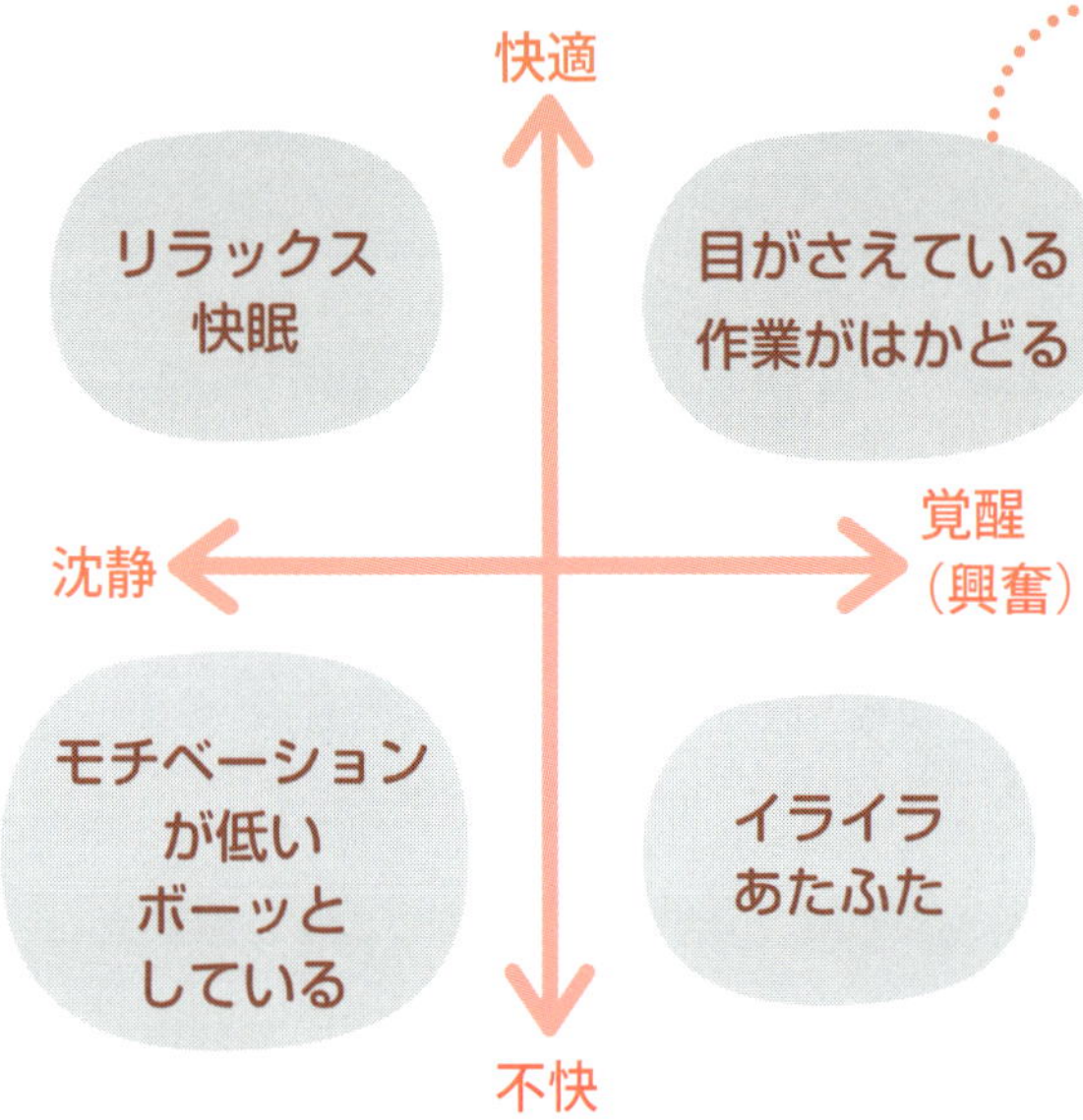

快適
不快
沈静
覚醒（興奮）
リラックス快眠
目がさえている作業がはかどる
モチベーションが低いボーッとしている
イライラあたふた

横軸は覚醒度。高いと興奮、低いと沈静する。縦軸は快適度。高いと快適、低いと不快になる

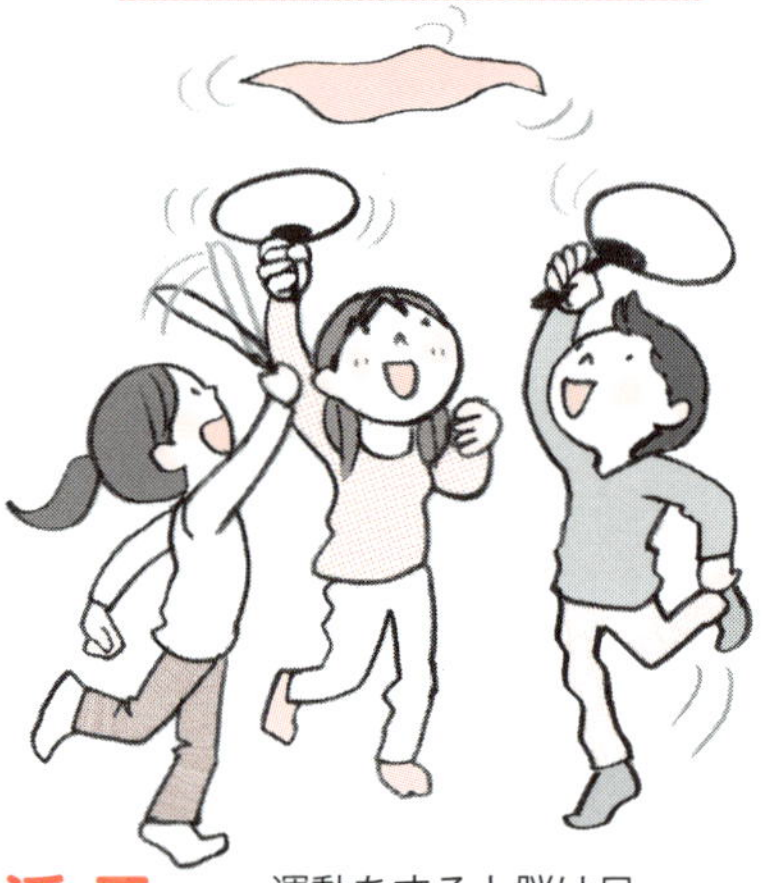

運動をすると脳は目覚める。覚醒度が上がるとき、さらに「楽しい」運動なら快適度も上がる

子どもが自発的に活動できることが理想的

子どもたちの活動は、快適で適度に興奮するような状態でおこなうことが理想的です。イキイキと活気にあふれている状態で集中力も高く、そのとき脳に入った情報は、吸収されやすくなります。

大切なのは、自発的におこなう活動であることです。あこがれているものや、もう一回やってみたいと思わせるようなものです。忍者の運動遊びは、その点からも、うってつけの活動です。

運動すると脳が覚醒する

運動遊びで快適で軽く覚醒した状態のとき、いろいろなことを吸収しやすくなります。なかでも、記憶の中心となる海馬という部位が活性化し、記憶効率がよくなります。

運動遊び

刺激

脳が記憶しやすい状態になる

海馬で神経細胞が新しくできる

脳の中では神経どうしの伝達で情報をやりとりしている

脳を刺激するとは、脳のいろいろな機能を高める活動をすること。通常の運動では刺激しづらい部位も、運動遊びでは刺激できる。忍者をイメージすることで想像の部位、動と静の組み合わせで心のコントロールの部位など

身につけさせたいスキルが効率よく記憶・吸収される

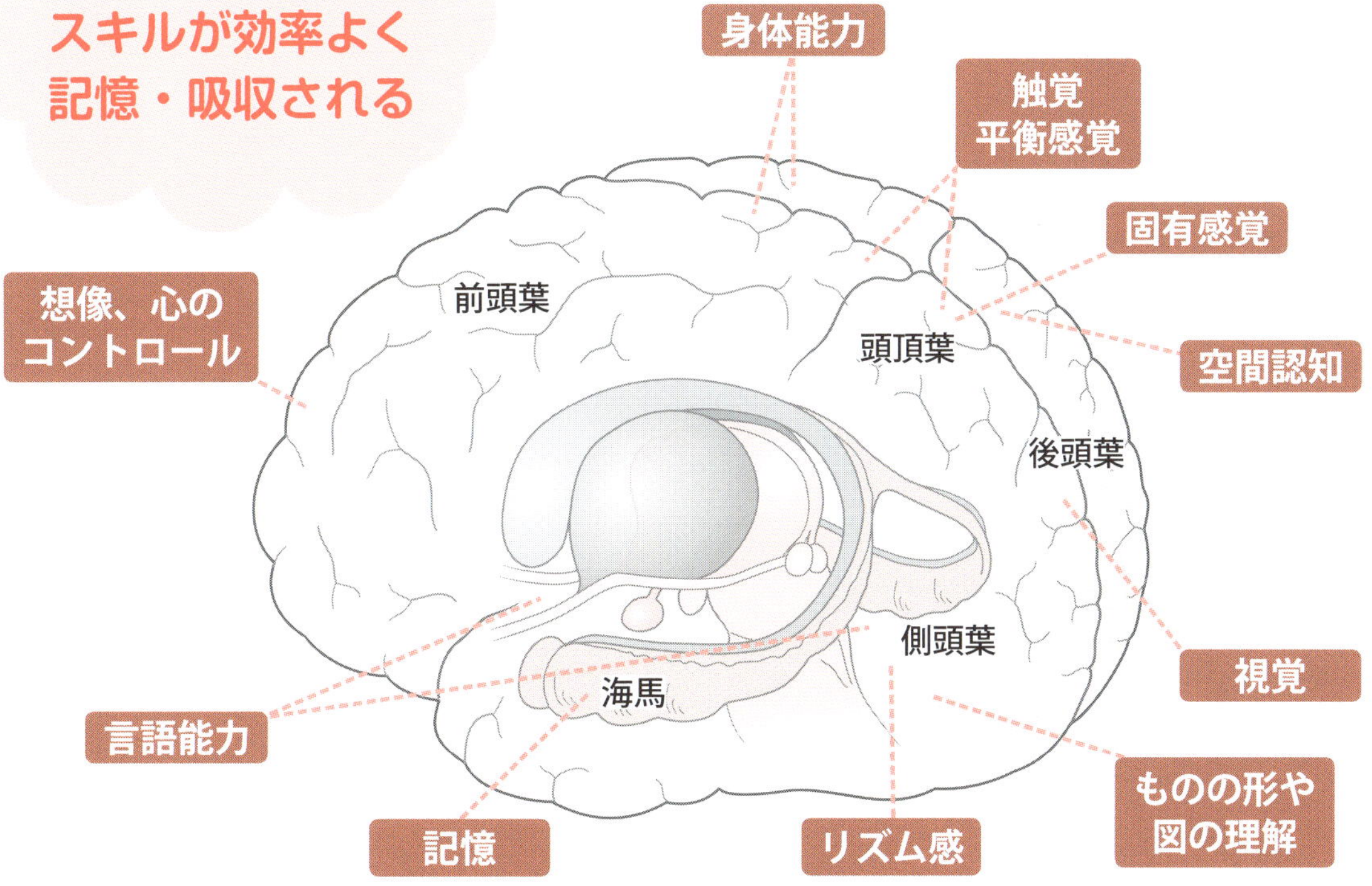
身体能力
触覚
平衡感覚
固有感覚
想像、心のコントロール
前頭葉
頭頂葉
空間認知
後頭葉
側頭葉
海馬
言語能力
視覚
ものの形や図の理解
記憶
リズム感

運動も勉強も好きな子になれる

楽しい運動遊びは子どもの心理状態を快適で適度に覚醒させます。吸収しやすく記憶力が高まる状態なので、学力も上がることが期待できます。

運動するかどうかが学力に影響する

小学5年生73人を2グループにして、運動と知能検査および心理状態の測定をおこないました。その結果、図形・論理的思考力がアップしました。これは学力に大きく関係する力です。

知能検査：記憶、推理、知覚などをみる検査。学習成績と最も関係が深い思考力を中心にした
心理状態：気分評定用紙を使用
身体運動：15分間の縄跳び

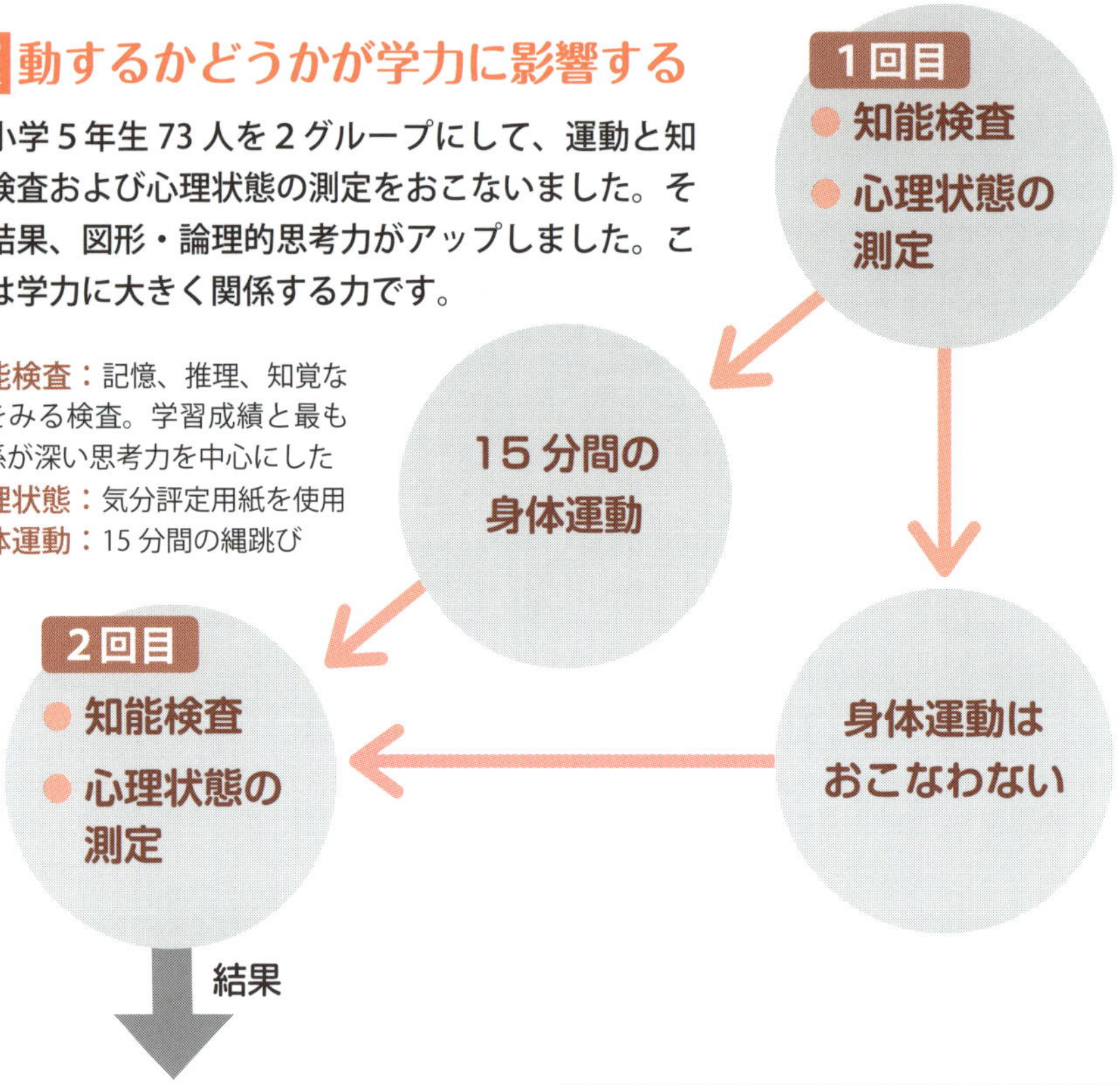
1回目
知能検査
心理状態の測定
15分間の身体運動
身体運動はおこなわない
2回目
知能検査
心理状態の測定
結果

図形・論理的思考力

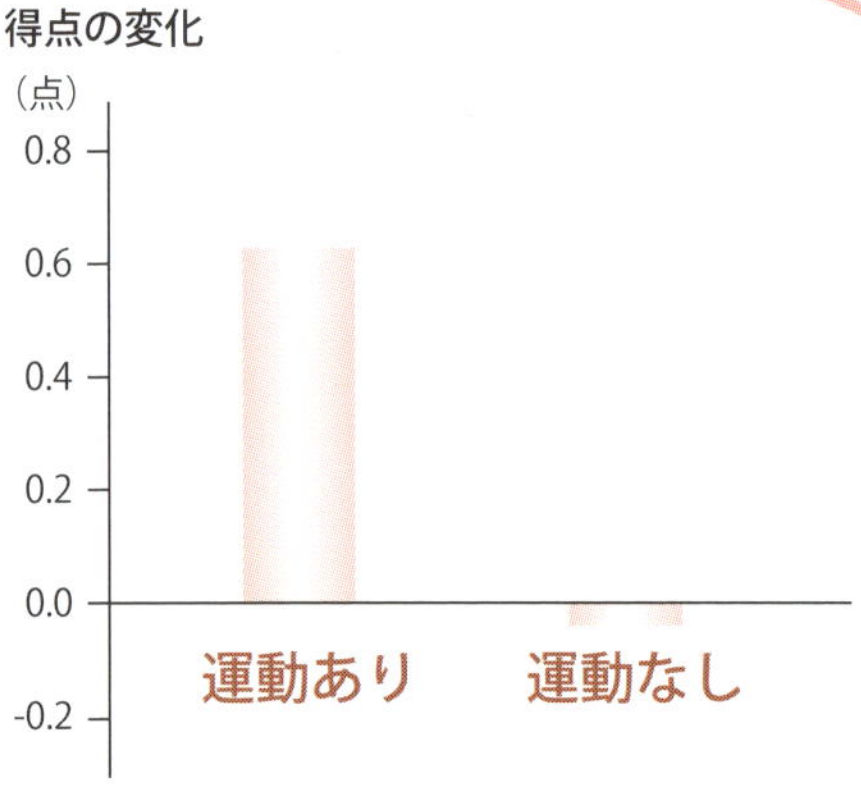
得点の変化
（点）
0.8
0.6
0.4
0.2
0.0
-0.2
運動あり
運動なし

運動の前後で2回のテストをおこなったところ、運動後に0.63のプラスとなり、運動なしのグループは0.04のマイナスとなった

算数や国語の学習効率が高まる

図形の理解にもちいられる空間認知力は算数や社会（地図）に必要な力です。論理的思考力は国語をはじめ、あらゆる教科に必要な力です。運動をしたグループでこの2つが大きくアップしました。

運動遊びは学力と気分を向上させる

運動すると気分がスッキリするのは感じたことがあるでしょう。これは学力の点からも好ましい状態です。小学生を対象にした研究でも、運動をすると学力が上がることが確認できました。

研究では運動後に子どもにアンケートをおこない、気分をたずねてみました。すると、運動後には快適度が上がっていました。

運動遊びにかぎらず、子どもたちには、日ごろから楽しい運動をたっぷりさせたいものです。小学校には体育の時間があります。もちろん身体を健康にする教科ですが、脳を鍛えるための教科でもあるのです。

学びは見よう見まねから

「学びはまねび」とよくいわれます。忍者になる運動遊びが学力を上げることは、師匠（大人）の動きをまねて動くことで、脳の中のミラーニューロンが活発に働くためと考えられます。

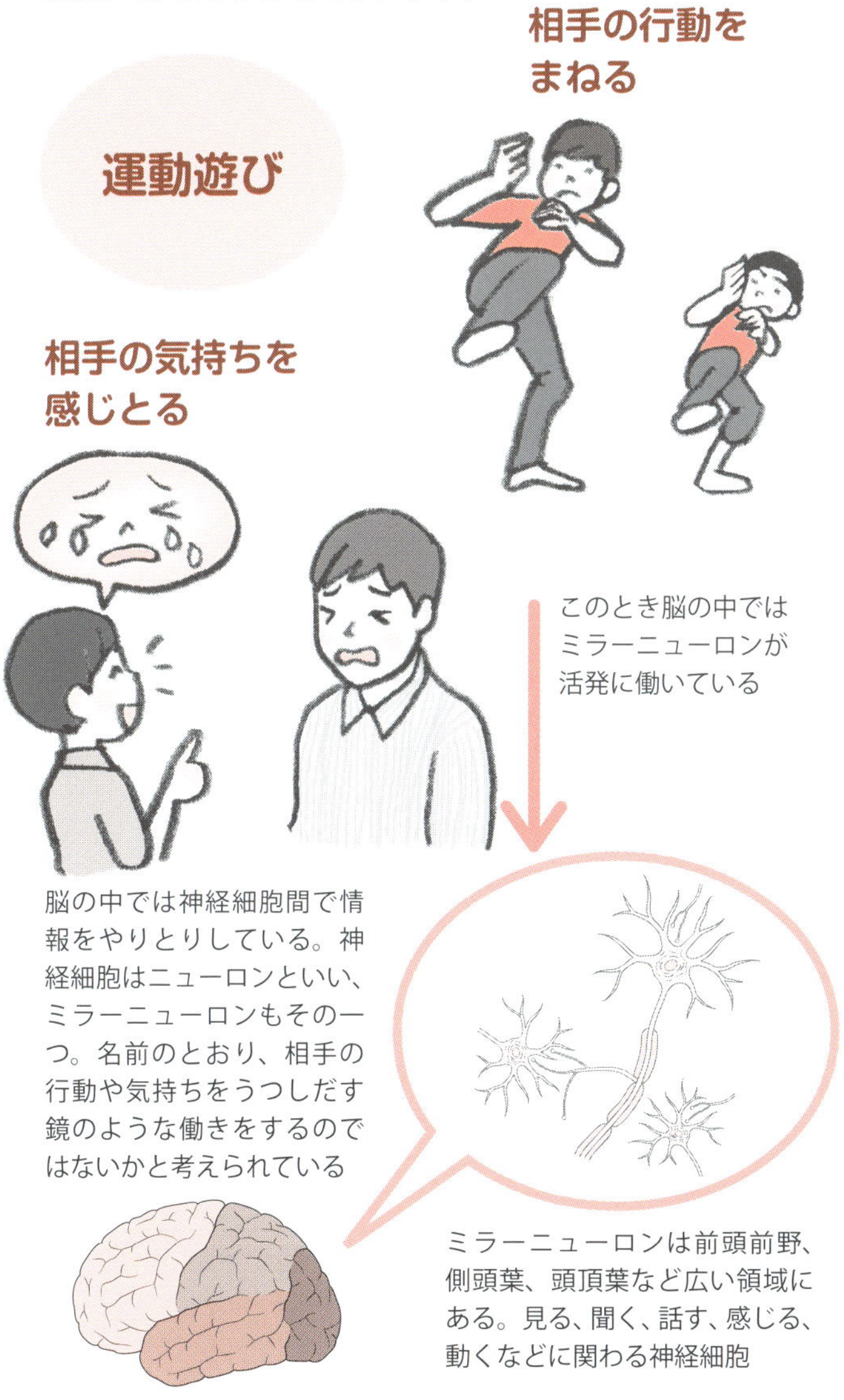

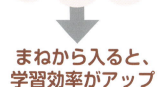

相手の行動をまねる
運動遊び
相手の気持ちを感じとる
このとき脳の中ではミラーニューロンが活発に働いている
脳の中では神経細胞間で情報をやりとりしている。神経細胞はニューロンといい、ミラーニューロンもその一つ。名前のとおり、相手の行動や気持ちをうつしだす鏡のような働きをするのではないかと考えられている
ミラーニューロンは前頭前野、側頭葉、頭頂葉など広い領域にある。見る、聞く、話す、感じる、動くなどに関わる神経細胞

ミラーニューロンが活性化

↓

まねから入ると、学習効率がアップ

COLUMN

脳を育てるヒントは生活の中にもある

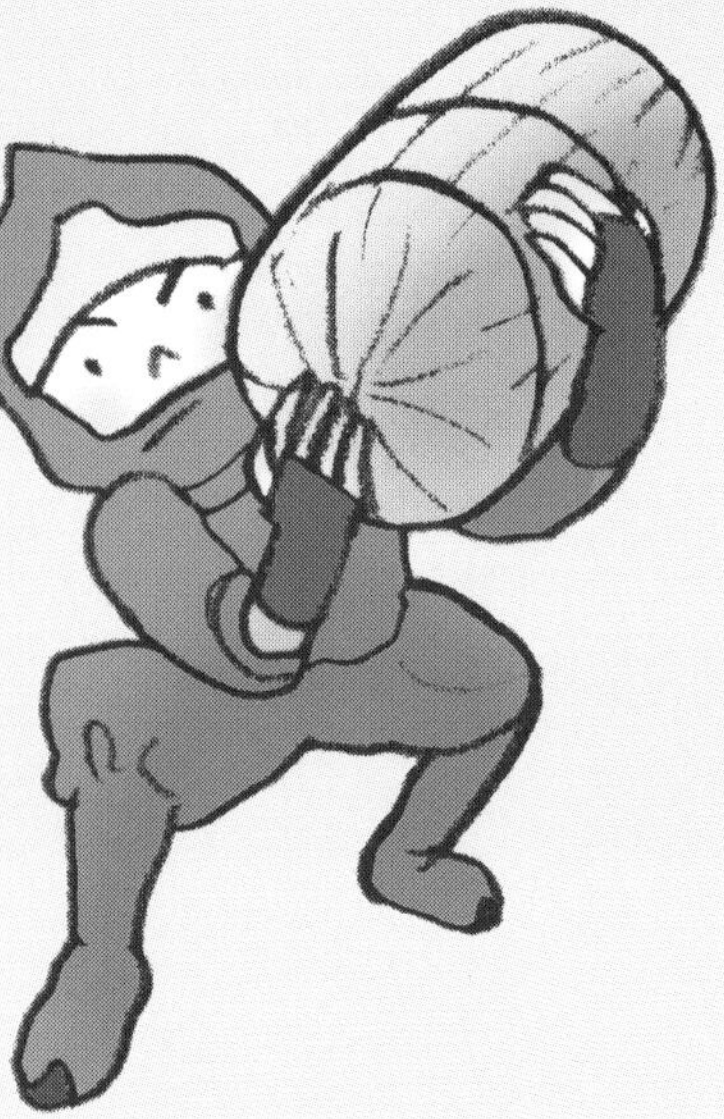

忍者はお殿様を守るのが重要な仕事。忍者の郷で有名な伊賀では、子どもたちに、お手伝いとして米俵を運ばせていたという。米俵は約60kgで大人の体重に近い

生活習慣が脳の成長に影響する

人間が一日に必要とするエネルギーのうち一八パーセントを脳が消費します。しかも脳の栄養源は主にブドウ糖。ご飯やパンなどの主食です。エネルギーが足りないと脳は働けません。朝食をとっていないと、午前中に脳が働かないのは当たり前です。

もう一つ大事なのが睡眠です。脳だってしっかり休まないと、次の日に働けません。

また、記憶は睡眠中に定着します。遅寝で運動不足の子どもは学力が低いという研究があります。せっかく勉強しても記憶が定着しないためと考えられます。

食事と睡眠、そして運動。つまり生活リズムは学力向上のためにも大事だということです。

忍者は衣食住も修行と心得よ

師匠からの巻物(10ページ参照)にあったように、忍者は生活のすべて——衣・食・住が仕事です。運動遊びだけでなく、勉強も、お手伝いも、友だちとの遊びも、「ニン!」の心をもちましょう。

まずは早寝早起き、しっかり食事。そして運動遊びです。

■ 監修者プロフィール
柳澤弘樹（やなぎさわ・ひろき）
1982年、長野県生まれ。国際知的財産研究機構主任研究員。NPO法人運動保育士会理事。こどもプラス株式会社代表取締役。2010年、筑波大学大学院人間総合科学研究科博士課程修了。専門は運動を通した認知機能の向上と心の発達。父である松本短期大学の柳澤秋孝名誉教授がつくった「柳沢運動プログラム」をもとに、発達障害の子ども向けにアレンジした運動遊びを考案。全国の自治体で講演や支援をおこなっている。『発達障害の子の脳を育てる運動遊び―柳沢運動プログラムを活用して―』（講談社）の監修者。

● 編集協力
オフィス201

● カバーデザイン
谷口博俊
（next door design）

● カバーイラスト
梶原香央里

● 本文デザイン
南雲デザイン

● 本文イラスト
梶原香央里
千田和幸

健康ライブラリー
発達障害《はったつしょうがい》の子《こ》の脳《のう》を育《そだ》てる忍者遊《にんじゃあそ》び
―柳沢運動《やなぎさわうんどう》プログラムを活用《かつよう》して―

2016年7月25日　第1刷発行
2022年11月4日　第5刷発行

監　修	柳澤弘樹（やなぎさわ・ひろき）
発行者	鈴木章一
発行所	株式会社 講談社 東京都文京区音羽2丁目-12-21 郵便番号　112-8001 電話番号　編集　03-5395-3560 販売　03-5395-4415 業務　03-5395-3615
印刷所	凸版印刷株式会社
製本所	株式会社若林製本工場

N.D.C.493　98p　21cm

ISBN978-4-06-259850-7

■ 参考文献・参考資料

柳澤弘樹監修
『健康ライブラリー　発達障害の子の脳を育てる運動遊び―柳沢運動プログラムを活用して―』（講談社）

篠原菊紀・寺沢宏次・柳澤秋孝
『体動かせ　人と関われ　頭使え　教育者が知っておくべき運動とコミュニケーションの必要性』（ほおずき書籍）

篠原菊紀監修
『健康ライブラリー　2歳～5歳児の脳を育てる子ども体操　本当の意味で「頭のいい子」に育てるために』（講談社）

木村順監修『健康ライブラリー　発達障害の子の感覚遊び・運動遊び 感覚統合をいかし、適応力を育てよう 1』（講談社）

黒澤礼子
『健康ライブラリー　赤ちゃんから大人まで　気づいて・育てる　発達障害の完全ガイド　総合版』（講談社）

寺沢宏次監修
『脳のしくみがわかる本』（成美堂出版）

KODANSHA

講談社　健康ライブラリー　スペシャル

発達障害の子の立ち直り力「レジリエンス」を育てる本

藤野　博、日戸由刈　監修

失敗に傷つき落ちこんでしまう子供達。自尊心を高めるだけではうまくいかない。これからの療育に不可欠なレジリエンスの育て方。

ISBN978-4-06-259694-7

発達障害の子の脳を育てる運動遊び

柳沢運動プログラムを活用して

発達障害児支援室こどもプラス代表

柳澤弘樹　監修

発達のかたよりが改善する！　と評判の運動プログラム。家庭で取り組むコツから特性に合った運動の選び方までイラストで紹介。

ISBN978-4-06-259692-3

発達障害の子のコミュニケーション・トレーニング

関西学院大学文学部総合心理科学科教授

有光興記　監修

会話力をつけて友達といい関係をつくろう。15のステップで話す・聞く力が身につくトレーニング方法を紹介。感情表現も豊かに。

ISBN978-4-06-259683-1

発達障害の子の感覚遊び・運動遊び

感覚統合をいかし、適応力を育てよう　1

作業療法士

木村　順　監修

子どもをすくすく成長させる15の「遊び」を厳選紹介。楽しみながら全身を使い、感覚の働かせ方、体の動かし方を学んでいこう！

ISBN978-4-06-259654-1

15歳までに始めたい！　発達障害の子のライフスキル・トレーニング

早稲田大学教育・総合科学学術院教授

梅永雄二　監修

健康管理、進路選択、対人関係など、10種類の生活面のスキルの磨き方。大人になってから困らないために、今から取り組もう！

ISBN978-4-06-259698-5

発達障害がよくわかる本

信州大学医学部子どものこころの発達医学教室教授

本田秀夫　監修

発達障害の定義や理解・対応のポイント、相談の仕方、家庭と学校でできることを、基礎から解説。

ISBN978-4-06-512941-8

講談社　健康ライブラリー　イラスト版

吃音のことがよくわかる本

九州大学病院耳鼻咽喉科　医学博士

菊池良和　監修

「ゆっくり話そう」「落ち着いて」は逆効果。吃音の原因、現れ方、対応法を解説。正しい知識で悩みを減らす決定版！

ISBN978-4-06-259798-2

食物アレルギーのすべてがわかる本

国立病院機構相模原病院臨床研究センター　アレルギー性疾患研究部長

海老澤元宏　監修

血液検査が陽性でも食べられないとは限らない。正しい食事管理から緊急時の対応法まで不安と疑問に答える本。

ISBN978-4-06-259782-1